RÉCITS D'UN PROLÉTAIRE

PREMIER RÉCIT

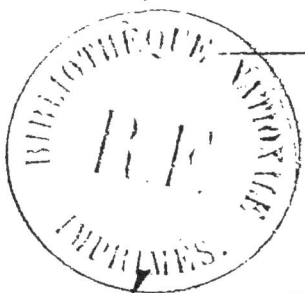

LE

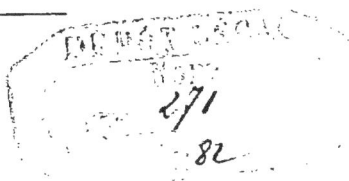

MÉNAGE ERNEST

PAR FLORENCE HUBERT.

Crede niente, non crede a niente.

LILLE

IMPRIMERIE VÌTEZ-GÉRARD, RUE NATIONALE, 140

1882

LE

MÉNAGE ERNEST

———❦———

Le 1ᵉʳ Janvier de l'année 1876, un couple encore jeune et d'une tournure élégante, accompagné d'un enfant d'une dizaine d'années, descendait la grande rue d'Arcq-sur-Deûle.

Le cadran de la cathédrale marquait deux heures ; on dînait dans la plupart des maisons, et les rues perdaient peu à peu l'animation de la matinée.

Nos trois personnages s'arrêtèrent devant une correcte habitation bourgeoise. Sur le point de sonner, l'homme et la femme échangèrent un regard résigné.

La servante déjà âgée qui vint leur ouvrir, eut, en les voyant, une petite inclinaison de tête qui semblait leur dire : — « Vous êtes attendus; » et, fermant derrière eux la porte de la rue, elle les précéda dans le corridor et les introduisit au salon.

Une femme d'une quarantaine d'années, grande, maigre, imposante dans ses longs vêtements noirs, se leva lentement et s'avança sans empressement au-devant d'eux. Son abord glacial et l'air réservé, presque mal à l'aise des visiteurs, ajoutèrent encore à la banalité des souhaits échangés. Répondant aux — « Bonjour ma Tante » — par un : — « Bonjour ma Nièce et mon Neveu, » — la maîtresse de la maison tendit ses joues à la femme, ensuite au mari ; puis, avec plus d'abandon, se penchant vers l'enfant, elle l'embrassa et alla chercher sur le velours rouge de la cheminée, un sac de bonbons qu'elle lui mit dans les mains.

Une voix retentissante, accentuant d'une façon toute joviale de nouveaux : — « Bonjour ma Nièce, — bonjour mon Neveu, » — fit

retourner toutes les têtes. Un homme de qua-
rante-cinq à cinquante ans, court, assez gros,
la face entièrement rasée, venait d'entrer dans
le salon, et, les mains largement tendues, allait
au-devant des visiteurs que son accueil bruyant
laissa froids et embarrassés comme auparavant.

Les deux hommes s'assirent devant la fenêtre;
la tante et la nièce prirent place à côté l'une
de l'autre auprès de la cheminée.

La conversation se divisa comme les groupes;
on causait bas dans ce salon qui avait un faux
air de parloir et affectait presque de l'austérité
dans le nu de sa cheminée sans autre ornement
qu'une pendule et ses candélabres, dans les
tons crus du velours rouge un peu usé de ses
chaises et de leurs bois soigneusement frottés.
Le feu, allumé l'instant d'avant dans la prus-
sienne, attirait, en ronflant, l'air glacé qui
régnait autour des murs.

Assis de manière à faire face aux deux
femmes, les deux hommes tendaient l'oreille de
leur côté où les voix avaient baissé peu à peu,
et les épiaient à la dérobée, dans le jour terne,
assombri par les rideaux de velours rouge
tombant le long des croisées. Parfois une

flamme vive du foyer éclairait les fleurs du tapis et jetait des lueurs furtives sur les robes sombres des deux femmes qui causaient.

— « Tu les élèves mal, ma chère Juliette, disait la tante ; et ton grand tort est de n'avoir pas confiance en nous. Tu t'imagines que nous agissons à dessein contre ton intérêt. Tu te plains de la misère.....

Ici, la jeune femme eut un geste de dénégation. Un tressaillement agita de la plante des pieds jusqu'aux épaules, son corps élégant et frêle sous sa robe de cachemire noir trop froide pour la saison.

« Tu te plains de la misère, continua l'impitoyable tante ; et tout le monde comprend bien, en effet, qu'avec les trois mille francs que gagne ton mari, et trois enfants sur les bras, il vous est difficile de joindre les deux bouts. Eh bien ! nous te proposons de nous charger complètement du petit Paul ; tu seras, par le fait, entièrement défrayée de son entretien et de sa nourriture ; et tu repousses notre proposition comme une chose abominable et odieuse. On dirait, en vérité, que nous agissons pour nous et non pas pour toi. Si tu te donnais la peine de raisonner, tu comprendrais qu'il ne faut pas aimer ses enfants en égoïste, et que ton devoir est de te sacrifier à eux. Paul est très intelligent, très avancé pour son âge ; il est grand temps qu'on s'occupe sérieusement de son éducation. Ton oncle est à même, en la dirigeant, de faire de ton aîné un sujet distingué. Je te le répète, notre intention serait de le placer chez les Jésuites et de le préparer à entrer à l'école polytechnique. Eh! mon Dieu ! le beau malheur pour toi de voir ton fils acquérir des talents d'année en année, et, plus tard, arriver à se suffire à lui-même. Tu pourras le voir chez nous pendant les vacances. Enfin, profite de notre bonne volonté tandis qu'il en est encore temps. Je sais que tu me trouves parcimonieuse. Sois bien persuadée que j'agirais tout autrement si je te voyais remplir tes devoirs en mère sensée, et non point comme une enfant pleurnicheuse. »

L'expression douloureuse que prenaient les traits de la jeune femme, donnait, en cet instant, quelque chose de poignant à sa physionomie pâle et un peu maladive. Le cœur ulcéré par le discours de la tante, elle écoutait résignée, le regard vague, arrêté machinalement sur la fenêtre derrière laquelle, à travers les rideaux de mousseline, glissaient les ombres des passants.

Assis devant le guéridon ovale qui occupait le milieu du salon, l'enfant avait ouvert un album de photographies, mais son regard ne quittait pas le visage de sa mère, et ses traits purs semblaient s'assombrir de toute la douleur de celle-ci. Entre ces deux êtres délicats et charmants, on devinait une affinité parfaite, une pénétration absolue de l'un l'autre, quelque chose d'un peu triste aussi, une mélancolie trop précoce dans les yeux candides de l'enfant si ressemblant à la mère, qu'on eût dit un reflet plus jeune de cette physionomie de femme douce et distinguée frappée par un incompréhensible malheur.

De l'embrasure de la fenêtre où il était placé, le jeune homme observait aussi depuis quelques instants le visage de sa femme. Il avait compris quel genre pénible de conversation venait d'entamer la tante. Ce fut lui qui, brusquement, apporta la délivrance en se levant pour prendre congé. A l'instant, tout le monde fut debout.

Seule, la tante ne parut point pressée de quitter son fauteuil. Elle accompagna les visiteurs dans le corridor, et trouva moyen de glisser encore quelques paroles mauvaises dans les dernières poignées de mains.

Dans la rue, le jeune homme et la jeune femme entendirent avec soulagement la porte de la maison se refermer derrière eux. La mère avait repris la main de l'enfant; serrés tous trois l'un contre l'autre, ils marchaient vivement et comme allégés sur les pavés secs, tête baissée contre le vent qui s'élevait et refroidissait la température, mais balayait les couches grises dans le ciel; sur les toits dorés des maisons et les longues rues droites toutes pleines de l'activité et des allégresses du jour, tombaient, maintenant, les reflets pourpres d'un soleil couchant,

Ils traversèrent de nouveau la Grand'Place et les quartiers bruyants de la ville. La longue rue dans laquelle ils s'engagèrent en dernier lieu, portait le nom de rue Sébastopol, et n'était encore bâtie qu'à ses deux extrémités. C'était comme un tracé droit au milieu de la campagne; çà et là, sur le parcours, quelques rares habita-

-tions neuves et luxueuses; mais entr'elles, de longs intervalles qui élargissaient la voie de tout l'air et de toute la vue de vastes champs, conpés en quelques endroits de terrains incultes entourés de palissades sur lesquelles était apposé l'écriteau : — Terrain à vendre.

Ils suivirent la rue d'une extrémité à l'autre, jusqu'au point où semblait commencer une autre ville, vivre une autre population, où grouillait autour de l'octroi, sur la grande route du faubourg, tout un monde bruyant, actif et affamé. Seule, la maison devant laquelle ils s'arrêtèrent, avec ses quatre fenêtres de façade, ses marches de pierre, et, sur la porte, sa brillante plaque de cuivre au nom — d'Ernest Joly, — gardait les apparences bourgeoises, l'air correct et soigné des bonnes maisons de la ville.

Ils sentirent, en y entrant, se dissiper leur dernier nuage de tristesse. Au fond du corridor, la porte qui donnait sur le jardin était ouverte ; des voix d'enfants arrivaient à leurs oreilles et remuaient délicieusement leurs cœurs. Ils apercevaient un coin vert de la pelouse et des

rayons d'or à travers les arbustes, dans :
maigreur de leurs branches dépouillées.

Ce fut un éblouissement, un moment de
courte ivresse, durant lequel ils oublièrent les
mauvais jours, leurs appréhensions incessantes,
en face de ce cadre qui renfermait leurs affections et toutes les puretés de leur bonheur.

— « Madame Weill! voilà maman ! »

En même temps, deux enfants accoururent
dans le corridor, l'un entre cinq et six ans,
décidé, bruyant ; l'autre, de trois ans à peine,
moins affermi sur ses jambes, ses grands yeux
brillants encore étonnés, tous les deux pleins
de vie et les joues vermeilles, rafraîchies par le
grand air.

Derrière eux, une femme déjà âgée, un peu
alourdie par l'embonpoint, le visage bienveillant, arrivait en tricotant, et souriait aux enfants
et à la mère.

Il y avait déjà près de six ans que le ménage
Ernest habitait la belle maison de la rue
Sébastopol. Leur arrivée avait été un événement
dans le quartier. Jusqu'alors la maison avait
été occupée par son propriétaire, un comptable
pauvre, très chargé de famille, sans aucun
prestige aux yeux du voisinage. Aussi, la
curiosité fût-elle vivement excitée, quand on
vit arriver un couple bien mis et de bonnes
façons, suivi d'une jeune bonne en tablier blanc
et d'un joli enfant de trois à quatre ans, enve-
loppé de cachemire bleu et de fourrures blan-

ches. La voiture de déménagements déposa
devant la porte, un mobilier aussi complet qu'il
le fallait, pour garnir du haut en bas, la maison
que l'on savait spacieuse.

A dix-huit ans, Juliette Lemaire, orpheline et
charmante, parée de tous les prestiges de
l'éducation, mais n'ayant qu'une dizaine de
mille francs pour toute dot, avait épousé, par
amour, Ernest Joly.

Les trois frères Joly, ingénieurs parisiens
déjà connus, vivaient alors auprès de leur
mère, en communauté d'intérêts. Le bureau
d'ingénieurs consultants qu'ils avaient créé à
leur sortie de l École Centrale, après la ruine et
la mort de leur père, leur rapportait facilement
de quoi continuer le train de maison dispen-
dieux auquel ils avaient été accoutumés. Sans
fortune, mais avec l'avenir devant eux, ils
pouvaient, sans trop de présomption, prétendre
à de riches partis. On trouva qu'Ernest, le plus
jeune des trois frères, s'était trop pressé : la
jeune femme était trop pauvre. Elle fut froide-
ment accueillie dans la famille de son mari.
Elle se trouva cependant forcée d'y vivre pendant deux ou trois années, traversant cet espace

de temps sans connaître les soucis de la vie
matérielle, sans d'autres luttes que de petites
tracasseries intimes, sinon heureuse, du moins
réconfortée par la tendresse d'Ernest, puis
bientôt absorbée, envahie par les joies de la
maternité.

Mme Honoré Joly, sa belle-mère, mourut ; les
deux aînés des Joly se marièrent. Les intérêts
cessèrent d'être communs entre les trois frères ;
ils eurent chacun des enfants ; et le déplace-
ment des affections, les relations un peu difficiles entre les belles-sœurs, amenèrent un
refroidissement qui fût devenu tôt ou tard, une
brouille sérieuse, si les circonstances n'avaient
brusquement séparé chaque ménage. Les deux
aînés des Joly allèrent se fixer en province.
Ernest resta à Paris quelques mois encore après
eux.

Ernest représentait, dans l'association avec
ses frères, la partie intellectuelle et effacée, le
travail solitaire du savant et du piocheur,
amoureux de la science au point de la mettre
toujours au-dessus de l'intérêt, et sans initiative
pour entrer dans le grand mouvement des
affaires, sans l'intrigue nécessaire pour les

amener à soi. Il n'était pas fait pour les luttes.
Il le comprit dès qu'il essaya de travailler seul.
Il lui fallait une voie toute tracée à l'abri des
déboires et des catastrophes. Un de ses anciens
camarades de l'école, lui indiqua une place à
prendre dans l'établissement industriel de
M. Delemotte, à Arcq-sur-Deûle.

Les deux frères d'Ernest le virent d'assez
mauvais œil se fixer dans cette localité. Il y
avait là-bas un oncle et une tante à héritage
dont la fortune, laborieusement amassée, et
accrue d'année en année par l'accumulation des
revenus, devait s'élever à une vingtaine de
mille francs de rente. Ernest et Juliette n'allaient-
ils pas, au détriment de tous les autres Joly,
chercher à s'insinuer dans les bonnes grâces de
ce couple arrivé à l'âge où l'on n'espère plus
d'enfants !

Ils furent bientôt rassurés par les lettres
mêmes de la tante ; lettres rares, répondant à
des missives envoyées aux grands jours, tels
que fêtes ou nouvelle année, aussi froides que
par le passé, mais depuis l'arrivée des Ernest
à Arcq-sur Deûle, allongées de toutes sortes de

récriminations et de reproches sous-entendus à l'adresse de ces derniers.

Du reste, ni Juliette, ni son mari, n'avaient un instant songé à accaparer l'oncle et la tante. Bien plus ! le hasard qui les avait rapprochés d'eux, leur avait paru le seul inconvénient de la place qu'on leur offrait à Arcq-sur-Deûle ; et peut-être eussent-ils hésité à l'accepter s'ils n'y avaient été forcés par les circonstances. Juliette redoutait l'immixtion curieuse et malveillante de la tante dans les affaires de son ménage, ses conseils pleins d'aigreur, sa dévotion tracassière ; et cependant, à tout prendre, son caractère sec, ses airs franchement revêches et désagréables lui déplaisaient moins que la bonhomie simulée de l'oncle cachant la ruse, la malveillance, l'envie basse sous des manières tout en dehors, une exubérance de gestes, des éclats de voix seyant à sa rondeur de gros homme.

Les premiers mois qui suivirent l'installation du ménage Joly à Arcq-sur-Deûle, furent pour Juliette l'époque la plus heureuse de sa vie. Elle eut plaisir à aménager sa maison selon ses goûts, à se sentir libre dans ses moindres actions, dans le choix de ses heures de travail comme dans l'arrangement des meubles de son salon ; liberté intime et toute de petits détails qu'elle avait dû sacrifier aux exigences de la vie de famille.

Meublée avec un luxe de bon goût et une entente parfaite du confortable, la maison était belle et gaie. Correcte et bourgeoise du côté de la rue, elle prenait, sur le jardin, l'air riant d'un asile champêtre. Seules, des haies vives séparaient les uns des autres les longs morceaux de terrain qui s'étendaient derrière chaque maison, élargissant ainsi pour chacune d'elles, à droite et à gauche, la vue des fleurs et de la verdure. Dans le fond, au delà du mur bas et uniforme qui clôturait tous ces jardins, s'étendait encore la vaste prairie, et des fenêtres du premier étage, la vue s'égayait de ce grand espace nu et plein de lumière, ne laissant entrevoir que dans l'éloignement, un nouveau faubourg, un autre quartier pauvre et remuant, toute une agglomération de maisons basses du milieu desquelles s'élevaient comme des masses géantes les vastes constructions des usines et leurs hautes cheminées, lançant bien au-dessus

des toits inégaux, dans une atmosphère grise,
leur panache de suie et de fumée.

Moralement, l'isolement était complet autour
d'Ernest et de Juliette. En vain, une fois au
courant de leur nouveau genre de vie, eussent-
ils cherché à nouer quelques relations dans un
cercle d'individus de fortune modeste ou tout
au moins semblables à eux par l'intelligence et
l'éducation. Cité neuve et absolument indus-
trielle, sans tribunal et sans garnison, Arcq-
sur-Deûle ne possédait qu'une classe bourgeoise
très effacée, composée de petits marchands
retirés, parcimonieux dans leurs habitudes, et
de quelques employés d'usines, comptables ou
contre-maîtres, nés pour la plupart dans le
pays, attachés à ses usages, et, une fois leur
porte fermée, tout aux préoccupations d'une
famille nombreuse.

L'industriel riche ou nouvellement parvenu,
raffiné dans son luxe, par ses déplacements
fréquents et ses voyages dans les grandes
villes, initié à une vie large, à des plaisirs
délicats, représentait dans cette ville où l'on
ne connaissait d'autre suprématie que celle de
l'argent, une aristocratie vaniteuse, étalant son

luxe comme d'autres étalent leur blason, sordide et mesquine dans les choses cachées.

De même que l'usine monstre, dans les flancs de laquelle le bruit des métiers grondait semblable à un sourd tonnerre, groupait autour d'elle, en les effaçant comme des hontes, des myriades de petites maisons étroites et malsaines où pullulait l'individu, de même chacun des cinquante ou soixante équipages qui se croisaient neufs et insolents, le dimanche, sur la route de Lille, représentait des milliers de bras et d'existences obscures, toute une population d'ouvriers entassés dans des quartiers malpropres, le long d'allées étroites, décorées du nom de cités, dans des courettes pleines de misères et de piaillements d'enfants.

Juliette prit facilement son parti de cette sorte d'ostracisme qui la laissait, elle et son mari, en dehors de toute une ville, étrangers à toutes ses castes. Ses journées étaient suffisamment occupées par la surveillance de son ménage, son affection pour le petit Paul, les soins attentifs et discrets dont elle entourait Ernest toujours absorbé sur des papiers cou-

verts de formules algébriques ou devant un
tableau noir, ou bien se promenant autour de
la pelouse, à mille lieux de ce qui se passait
autour de lui, et se laissant faire avec cet égoïsme
inconscient du savant qui croit tout rendre
parce qu'il ne tracasse pas. Enfin, elle eut un
second, puis un troisième enfant. Aux fatigues
de la maternité vinrent se joindre les préoccupations de l'avenir, les embarras d'une vie
matérielle chaque jour plus difficile. Des nuages
s'amoncelaient dans le ciel du ménage. Les
beaux jours qui avaient suivi l'installation
d'Arcq-sur-Deûle s'enfuyaient, emportant avec
eux leur douce quiétude, les longues heures
de repos, le charme d'une existence nouvelle et
rayonnante d'espérance, et comme le dernier
bonheur de leur jeunesse.

Les quatre ou cinq mille francs représentant
la part d'Ernest dans la liquidation des frères
Joly, joints à la dot jusqu'alors intacte de
Juliette, avaient servi en partie à meubler la
maison de la rue Sébastopol. Le reste, dépensé
au fur et à mesure des besoins, apporta quelques douceurs dans l'état d'épuisement où se
trouva Juliette après sa dernière couche.

Actuellement le ménage, avec ses habitudes prises d'élégance et de confort, ses goûts aristocratiques, ses délicatesses, se trouvait en face du maigre appointement d'Ernest : trois mille francs que M. Delemotte s'était engagé, mais rien que verbalement, à augmenter et à doubler par la suite ; Ernest, toujours pressé d'en finir avec les questions d'argent et les traitant légèrement, n'avait point songé à demander un contrat.

Plus réfléchie depuis qu'elle se sentait chargée de deux nouvelles et chères existences, initiée chaque jour davantage aux questions matérielles de la vie qu'elle avait absolument ignorées chez sa belle-mère, Juliette se demandait avec terreur comment on comblerait l'écart existant entre la somme qu'on recevait chaque mois et les dépenses trois fois plus fortes de la maison, même en les restreignant au nécessaire !

La tante ! il n'y fallait pas songer. Et cependant elle ne permettait pas au jeune ménage de la laisser de côté. Elle exigeait de Juliette des visites fréquentes et régulières, et souvent même demandait qu'on lui envoyât le petit

Paul les après-midi du jeudi où il n'allait pas en classe. Sans en rien faire paraître, elle connaissait la position de Juliette et n'avait pas eu besoin d'observer les changements sur le visage de sa nièce pour deviner les préoccupations chaque jour plus cruelles de celle-ci en face d'un péril imminent et sans remède.

Si isolés que fussent les Ernest, et peut-être même à cause de leur genre à part qui les désignait naturellement à la curiosité de tous, ils n'étaient point à l'abri des investigations, des propos malveillants ou non des indifférents et des fournisseurs ; et la tante qui semblait disposer à son gré d'une police occulte, aurait pu leur dire quel jour avait été dépensé le dernier centime de leur réserve.

Pourtant, une après-midi de jeudi où elle avait demandé à Juliette de rester un moment auprès d'elle pendant que Paul jouait dans le jardin, remarquant sur le visage consterné de sa nièce, la trace de quelques larmes essuyées à la dérobée, elle sortit du silence qu'elle avait gardé jusqu'alors sur ce sujet délicat : — Sans doute, elle comprenait et d'autres qu'elle comprenaient aussi qu'Ernest et Juliette ne pouvaient pas vivre avec trois mille francs; mais que n'accomplissaient-ils leurs devoirs religieux !... Les avait-on jamais vus à la messe?.... Un jour de Fête-Dieu n'avaient-ils pas été croisés par une procession dans la Grand-Rue où ils se promenaient au grand scandale de tous les gens pieux et bien posés qui, tous, suivaient en rangs derrière le clergé...

Charles Colmans, l'oncle d'Ernest Joly, était venu se fixer à Arcq-sur-Deûle quelque trente ans auparavant, comme professeur de physique et de chimie au collège des Jésuites. Les protections cléricales, en lui ouvrant les maisons les plus difficiles, l'avaient aidé à faire son chemin. Depuis longtemps déjà il s'était fait remplacer dans sa chaire du collége, mais il avait conservé le cours public de chimie que la ville lui avait confié dès la création remontant déjà à une dizaine d'années. Il y tenait un peu par habitude, parce qu'il avait été le premier, sans marcher sur les brisées d'un devancier et sans suivre des traditions, à professer ces cours créés à son instigation et auxquels il avait su donner de l'attrait et de la vogue. Enfin, il tenait surtout à bien établir que lui aussi était un

homme de science et de progrès. Mais un
maire républicain avait succédé au maire clé-
rical et bonapartiste, et Charles Colmans
éprouvait secrètement la sérieuse inquiétude
que sa chaire ne lui fût brusquement retirée.

Il eût été difficile de dire qui fréquentait
les Colmans. Leur maison, mystérieuse comme
un confessionnal, n'avait pas de familiers;
cependant on les savait influents et liés avec
tout ce qu'il y avait dans la ville de riche et de
dévot. Tandis que Charles Colmans, adminis-
trateur des Hospices et du Bureau de Bienfai-
sance, membre de la Société de Saint-Vincent-
de-Paul, élaborait avec les marguilliers des
diverses paroisses, les moyens de catéchiser la
ville en augmentant le nombre des cercles
catholiques d'ouvriers, Mme Colmans, Dame
patronnesse, inspectrice des salles d'asile, cou-
rait des couvents hospitaliers aux congrégations enseignantes, s'enquérant si les familles
assistées accomplissaient leurs devoirs religieux, organisant tout un système d'espionnage
et de délation, soufflant dans les ténèbres une
religion mesquine et intolérante, stérile et
desséchante, dans son fanatisme et dans son
hypocrisie.

L'arrivée d'Ernest et de Juliette à Arcq-sur-Deûle, avait été le signal d'une révolution profonde dans le cœur de cette femme sèche qui, jamais peut-être de sa vie, n'avait connu l'entraînement d'un sentiment tendre : elle s'était éprise d'une affection maternelle et passionnée pour le petit Paul. Quand elle le voyait, le jeudi, adorable, grâcieux dans tout son être, tendre ses bras à sa mère avant de la quitter, et le soir, courir joyeux, vers Juliette, les yeux pleins d'amour, la bouche caressante, elle sentait fondre, soudain, toutes les glaces de son âme ; puis, un aiguillon de jalousie la pénétrait et le froid baiser dont elle effleurait le front de sa nièce, était plein de fiel et de courroux.

Ces soirs-là, après le départ de l'enfant et de la mère, Mme Colmans sentait tout à coup le vide se faire autour d'elle et restait longtemps absorbée et inactive dans sa maison déserte, tandis que les lueurs grises du crépuscule à travers les vitres pleines de buée, plongeaient peu à peu dans l'obscurité ces pièces nues et silencieuses qu'aucun feu ne parvenait à réchauffer.

Pourquoi ne proposerait-elle pas à Juliette de se charger de Paul?... Elle savait bien que celle-ci avait pour l'enfant une tendresse folle, que l'assaut serait rude, qu'Ernest lui-même s'en défendrait, qu'il ne faisait jamais d'ailleurs que les volontés de sa femme ; mais elle comptait sur la force des circonstances pour en arriver à ses fins. Paul devait, un jour ou l'autre, appartenir aux Colmans : le ménage Joly, réduit aux abois, poursuivi par ses créanciers, allait, à un moment donné, accepter n'importe quelles propositions. Cependant elle voulait être généreuse ; elle agirait d'abord par la persuasion ; elle s'adresserait à la sagesse, à la raison de Juliette ; elle ferait valoir les devoirs que son rôle de mère lui imposait dans l'intérêt même de son enfant.

Des circonlocutions extraordinaires que prit Mme Colmans pour présenter et faire adopter sa résolution à son mari, des longues conversations qu'ils eurent à ce sujet, Charles Colmans n'envisagea qu'une chose : se jouer à la fois de tous ses neveux, même du père de Paul, en assurant à un seul de leurs enfants, toute sa fortune qui devait, dans l'avenir, se diviser entre un grand nombre de collatéraux, et, qu'ayant amassée avec peine, il lui déplaisait de savoir, un jour, gaspillée par tant de mains.

Vis-à-vis de Juliette, la tante commença par quelques insinuations : — Ernest et elle eussent beaucoup mieux fait de lui parler à cœur ouvert de leur gêne ; enfin, puisqu'elle l'avait à moitié apprise indirectement, et à moitié devinée, elle allait réfléchir à ce que sa position lui permettrait de faire dans l'intérêt de toute la famille. Elle pourrait peut-être se charger de Paul ! Il était temps de le mettre au collége ; ces nouveaux frais d'entretien et d'éducation allaient devenir une charge énorme pour le ménage ; il fallait y réfléchir....... Ernest n'y pourrait jamais suffire.

Mais Juliette, fougueuse, atteinte dans le sentiment le plus vivace de son être, se défendit énergiquement, priant nettement sa tante de ne plus revenir sur une semblable proposition.

Donner son Paul !.... Jamais ! Elle sentait si bien qu'une fois dans la maison Colmans, il ne lui appartiendrait plus ! qu'on ne travaillerait qu'à effacer l'affection filiale dans ce cœur tout à elle, qu'on allait le lui prendre en entier et si

complètement, si bien le soustraire à son in-
fluence que, par la suite, se souvenant à peine
de ses premières attaches, il deviendrait, lui
aussi, un Colmans, un être absolument étranger
à elle.

Peu de temps après son arrivée à Arcq-sur-
Deûle, Ernest avait fait la connaissance, au Cercle,
de M. Joseph Mulliez, qui demeurait tout près de
chez lui, sur la route de Lille; sortant du Cercle
le soir, et suivant le même chemin, ils étaient
quelquefois revenus ensemble.

Célibataire, âgé d'une cinquantaine d'années,
vivant seul dans une vaste maison, au milieu
d'un grand jardin, M. Mulliez, lors de la
mort de son père et de la liquidation de la
maison A. Mulliez et Cie, laissant ses quatre
frères se lancer dans les grandes entre

prises, avait réalisé sa part d'héritage et placé
sûrement ses capitaux, sans aucune velléité de
les augmenter par le commerce ou les spécu-
lations.

A. Mulliez père, avait commencé très petit
ouvrier, une quarantaine d'années auparavant,
à l'époque où les fortunes se faisaient rapidement à Arcq-sur-Deûle. Ses cinq fils avaient
eux-mêmes travaillé de leurs mains dans l'usine;
mais tandis que les aînés s'élevaient aux plus
hautes situations qu'il leur fût permis d'atteindre, devenaient conseillers d'arrondissement,
conseillers généraux, se portaient même en cet
instant à la députation, Joseph Mulliez, se
contentant de ses quinze mille francs de rente,
gardait ses allures simples, heureux de sa
solitude et de son indépendance. Très-bien
accueilli partout, sans aucune vanité sotte, il
n'était pas rare de le voir commencer sa soirée
au Cercle, entre quelques membres du haut
négoce, et l'aller achever ensuite dans un
estaminet paisible de son quartier, fumant sa
pipe sur des bancs de bois, à côté de quelques
employés d'octroi, de petits commerçants du

voisinage ou de contre-maîtres souvent même employés chez ses frères.

Introduit dans le ménage Joly, M. Mulliez s'intéressa aux Ernest, devint même assez familier dans la maison pour s'y inviter quelquefois sans être attendu. Ces jours-là, il apparaissait chargé de quelques bouteilles de son vieux vin, ou d'un comestible extra venant de Lille ; ses coups de sonnette apportaient une distraction imprévue. Plus tard, cependant, ces dîners même devinrent onéreux pour le ménage; et M. Mulliez avait beau se montrer dans la salle à manger, les bras chargés de victuailles, Ernest et Juliette se regardaient avec terreur, se demandant ce qu'ils allaient faire pour cacher à leur ami leur gêne toujours croissante.

Ces dîners, surtout dans les premières années, étaient loin de déplaire à Ernest et à Juliette ; la soirée se prolongeait quelquefois assez tard ; Juliette s'absentait un moment pour coucher les enfants ; quand elle revenait, elle trouvait Ernest très-nerveux, très-facile à surexciter comme tous les savants, mis en verve par une pointe de bon vin, debout devant le tableau noir, décrivant à M. Mulliez quelque

appareil récemment introduit dans l'industrie,
tout à son art, heureux d'avoir un auditeur qui
s'y intéressât. Devant Juliette, ses explications
devenaient moins techniques. Il savait vulga-
riser la science, et Juliette l'écoutait, pénétrée
de cette émotion noble qu'éprouve toute nature
bien douée au contact d'un talent réel et d'une
grande élévation d'intelligence.

M. Mulliez, employé très-jeune comme aide-
mécanicien chez son père, et plus tard, ayant
dirigé tout seul les ateliers de mécanique de la
maison A. Mulliez et Cᵉ, s'intéressait à ces
conversations qui lui rappelaient, disait-il, le
temps où il sortait de l'atelier les mains noires
et la blouse tachée de cambouis.

Il écoutait sans interrompre, fumant tranquillement sa pipe, approuvant par des incli-
naisons de tête ; parfois aussi, quand l'ingénieur,
entraîné par son sujet, se lançait dans des
considérations purement théoriques dont la
valeur pratique échappait à son auditeur, le discours achevé, M. Mulliez se permettait de lancer quelque boutade, mais dans un esprit toujours bienveillant, agacé de voir Ernest négli-
ger sans cesse le côté commercial des questions
et gaspiller tant de talent.

Sans doute, mon cher Joly, disait-il, tout cela est très-beau ; mais si vous inventiez un petit jouet nouveau qu'on vendrait deux sous dans la rue ou une drogue pour teindre les cheveux, vous gagneriez bien plus d'argent.

Dans la longue file de petits jardins qui
s'étendaient derrière les habitations, le voisinage s'établissait facilement par dessus les
haies. La maison attenant à droite à celle des
Ernest, était occupée par un boucher dont le
jardin très-négligé restait presque constam-
ment désert; à gauche, au contraire, le terrain
était planté et bien entretenu partout; et quand
Ernest et Juliette visitèrent pour la première
fois leur maison, à l'entrée de l'automne, ils
furent frappés de la beauté des dalhias et des
chrysauthèmes qui décoraient le jardin de
gauche.

Le dimanche et les jours fériés, parfois même dans la semaine, aux heures de la journée correspondant aux moments de liberté qui suivent les repas pour les ouvriers, un homme d'une soixantaine d'années, les cheveux tout blancs, grand, un peu voûté mais en apparence encore plein de force, entretenait et arrosait ce morceau de terrain terminé dans le fond par une petite serre. Une femme, peut-être un peu plus jeune que l'homme, mais à coup sûr ayant dépassé la cinquantaine, petite, un peu lourde, l'air posé d'une excellente ménagère, venait de temps à autre y étendre du linge.

Les Ernest se lièrent avec ces voisins ; on eut d'abord le prétexte de quelques échanges de plantes. En faisant dessiner leur jardin, Ernest et Juliette firent enlever trois poiriers ; le voisin les demanda disant qu'ils donnaient d'excellentes poires. Enfin un jour on pratiqua une brèche dans la haie, et les deux maisons furent réunies.

Léopold Weill, ce voisin si amateur de fleurs, était un ancien contre-maître bien connu à Arcq-sur-Deûle. Né dans le pays, fils lui-même d'un tisserand, il avait tout enfant travaillé en fabrique, et son intelligence précoce fut remarquée dès le début. Sans aucune connaissance spéciale, grâce à une sorte d'intuition, ce fut lui qui arriva le premier à tisser les étoffes les plus fines qu'on produisît alors à Arcq-sur-Deûle Il fut demandé successivement par plusieurs industriels et monta les ateliers de tissage les plus importants du pays. Actuellement il travaillait encore chez lui pour un de ses anciens patrons. Malgré les services qu'il avait rendus à l'industrie locale, il était resté pauvre, n'ayant jamais su tirer parti pour lui-même de talents que d'autres avaient exploités.

Ernest et lui s'apprécièrent et s'aimèrent dès qu'ils se connurent, l'un admirant dans l'ingénieur le savant sans morgue, sachant mettre la théorie à sa portée, l'autre admirant dans l'ouvrier ignorant l'homme d'une volonté énergique, arrivant par le seul guide de l'intelligence à se mettre au dessus de la routine.

Simple, posée dans ses allures, excellente ménagère, Mme Weill était très-flattée de l'estime dont on entourait le contre-maître; et dans le coin de rue qu'elle habitait, sa maison tranchait quand même par un petit air bourgeois qu'elle tâchait de lui maintenir, sans cependant jamais avoir l'air de s'élever au dessus de personne.

Elle était d'une famille de petits commer_çants d'Arras, et, très-jeune, avait épousé le contre-maître ; elle n'avait cessé un instant de lui être dévouée et de lui adoucir des déceptions dont secrètement, elle avait peut-être souffert plus que lui. Cependant, lorsqu'elle mit Mme Ernest au courant de leur existence effacée et tranquille, il lui fut difficile de ne pas découvrir le petit coin d'amertume caché dans le fond de son cœur.

Bien des événements s'étaient passés depuis son mariage ! Elle avait vu bien des changements à Arcq-sur-Deûle ! Elle avait connu les Delemotte, les Thuillier, les Pradelle alors qu'eux ou leurs ascendants étaient pauvres et ne faisaient pas grande figure. Les Pradelle dont le père poussait la charette et rapportait lui-même les pièces teintes aux clients, avaient acheté pour quelques mille francs, un brevet qui leur avait fait gagner des millions. L'inventeur, paraît-il, était mort bien pauvre. C'est égal ! il y avait tout de même de l'injustice dans tout cela, mais il ne fallait pas parler de ces choses au contre-maître, il n'aimait pas les récriminations contre des gens qui, après tout étaient des honnêtes gens et se montraient même assez bons pour l'ouvrier.

Juliette apprit de Mme Weill une foule de petites recettes pour garnir son office de conserves délicates, puis quand la misère se fit sentir, quand elle fut réduite aux expédients, que tous les écrins furent vides de leurs parures, les garde-robes de la lingerie de luxe et des costumes élégants, qu'elle restreignit l'organisation jusque là assez large de sa maison, elle fut initiée par la voisine à la manière de tirer parti de tout, d'apprêter les mets avec économie et de sonder les marchés pour trouver les comestibles au rabais.

La bonne dont on ne pouvait plus désormais payer les gages, fut renvoyée. Une femme de journée vient deux ou trois fois dans la semaine faire le plus gros de l'ouvrage. On rendit le piano qu'on avait en location. Juliette retrouva dans cette économie à peu près l'équivalent de ce qu'elle payait pour les mois de Paul à l'école. Puis, chose atroce pour cette famille qui tombait de plus en plus, cette dépense devint encore trop lourde, et entra même dans les choses superflues auprès des dépenses indispensables à la vie matérielle au jour le jour.

Juliette, occupée du matin au soir de travaux au dessus de ses forces et répugnant à ses délicatesses, trouva cependant moyen de donner à Paul une heure de leçon chaque jour. Dans les après-dîner d'hiver, quand elle avait conduit les deux petits chez Mme Weill, c'était navrant de la voir s'enfermer avec Paul dans la cuisine, en dehors de la maison froide, et, fatiguée, amaigrie dans son peignoir lâche, les joues creuses, un livre ouvert devant elle, s'asseoir auprès de la table où Paul écrivait.

Le charbon de terre dont la cuisinière était bourrée, répandait une chaleur lourde et entêtante, et, de la bouilloire chantant sur le feu, s'échappait une vapeur qui retombait en buée et ruisselait le long des vitres. Alors un sanglot étouffé interrompant la leçon, sortait tout à coup de la poitrine de Juliette, et l'enfant tendre, attristé lui aussi, se jetait à son cou, l'enserrait, séchait sous ses lèvres ces larmes toutes chaudes, et puis, résolu, montrant qu'il savait tout faire pour plaire à sa mère, il allait reprendre sa place, et le cahier devant lui, le porte-plume tout prêt dans la main, « continue maman disait-il, continue, vois comme je suis sage. »

Ce fut alors que les persécutions de la tante recommencèrent. Elle apparut dure, sévère et sensée comme le devoir; et Juliette, épouvantée à la seule idée d'être forcée de céder un jour, se défendit en désespérée.

Tous les torts, en apparence, étaient de son côté; elle s'en rendait compte. Aux arguments de la tante, pleins d'une froide raison, elle ne pouvait répondre que par des emportements de tendresse maternelle, des élans de révolte que toutes les mères eussent compris, mais qui tombaient d'eux-mêmes devant la logique indiscutable des faits, et n'étaient plus que des sensibilités puériles, opposés à leur implacable nécessité.

Que ne lui demandait-on tout autre sacrifice? Paul était comme un miroir d'elle-même, une part de son âme aussi bien que de son sang et de sa chair. Il devinait ses pensées; il ressentait ses joies et ses tristesses ; ses seules consolations lui venaient de cet enfant tendre et attentif qui, ne demandant qu'à se transformer, du jour au lendemain, allait se sentir un homme et devenir pour elle une protection et un appui.

Dans le paroxysme de son désespoir, emportée par son imagination, elle le voyait emmené bien loin par la tante, dans une ville inconnue où elle, la mère, le chercherait, et où elle irait frapper à la porte d'un parloir dont on la chasserait comme une étrangère : : — « Que voulait-elle ? — Que demandait-elle ? — On ne connaissait pas la mère de Paul, — On ne connaissait que Mme Colmans ! »

Pendant que ces luttes se livraient dans le cœur de la mère, les enfants grandissaient, les dettes s'accumulaient en raison des besoins toujours croissants.

En fait d'économie, Ernest et Juliette eussent volontiers abandonné la maison spacieuse de la rue Sébastopol pour un logement plus modeste de quelques pièces, moins coûteux et moins fatigant à entretenir ; mais ils étaient liés par un long bail dont le propriétaire ne voulut pas les dégager.

On ne prenait maintenant la femme de ménage qu'une fois par semaine ; comme cela

forçait Juliette à se montrer dans la rue
pour des ouvrages trop au-dessous d'elle,
Mᵐᵉ Weill lui indiqua, dans le voisinage, une
femme qui viendrait l'aider une heure ou deux
tous les matins. C'était une flamande, robuste
et fraîche, malgré ses trente-cinq ans et ses
huit enfants, dont le dernier venait d'être sevré.
Avec ses grands traits réguliers, son teint rosé,
sa figure toujours de bonne humeur, elle semblait presque belle. On la connaissait, dans le
quartier, sous le nom de la grande Antoinette.

Jusque-là, Juliette s'était peu occupée des gens de son entourage. A l'époque où elle et son mari, accompagnés du petit Paul, faisaient de longues promenades dans la campagne le dimanche, elle répondait aux bonjours que lui adressaient les groupes d'hommes et de femmes en station devant leurs maisons, mais sans jamais remarquer personne. Plus tard, après la naissance de son troisième enfant, sortant de moins en moins, elle n'eut guère conscience du voisinage de la rue que par les bandes d'enfants qui s'asseyaient sur les marches de sa porte

et les maculaient de taches en y traînant leur
goûter. Leurs cris assourdissants venaient
quelquefois la troubler dans le fond de son
jardin.

La pauvreté la rapprocha de cet entourage,
pauvre lui-même. Le petit Paul, qu'on envoyait
en commissions, fut bientôt connu de tous ces
enfants; Juliette alla quelquefois chercher sa
viande chez le boucher d'à-côté ou quelques
autres provisions dans la petite boutique d'en
face.

Si quelque chose pouvait donner une idée de
la misère du quartier, c'était, à coup sûr, cette
petite boutique d'épiceries et de merceries, où,
de temps immémorial, derrière les vîtres
crasseuses, dormaient sur l'unique rayon de la
devanture, deux bocaux en verre au fond des-
quels quelques bonbons restaient encore attachés, une boîte de coton rouge, une assiette
de biscuits, le papier bleu fané d'une livre de
chocolat, épaves dévorées de mouches et ron-
gées de poussière, sur lesquelles semblait
danser, pendu par un fil, un pantin de carton,
flamboyant d'enluminures, qui ricanait en
envoyant dans le vide ses membres dégin-

gandés. Quand la porte s'ouvrait, faisant voleter
toutes les images d'Épinal en montre derrière
ses vitres, apparaissaient deux paniers de verdure, éventrés, perdant leurs marchandises
qu'ils laissaient rouler sur le sol, mêlées aux
poussières et aux épluchures.

La femme qui tenait la boutique avait été
jadis séduite par le fils d'un riche usinier
d'Arcq-sur-Deûle, et plus tard, épousée par
un ouvrier brutal dont la figure semblait à tous
si rébarbative, qu'il restait la moitié du temps
sans ouvrage, furieux de son inactivité, aigri
par la misère. Ses enfants, que l'on remarquait
au milieu des autres par leur air souffreteux et
chétif, trop souvent privés de nourriture, je-
taient des regards de convoitise sur les tartines
de pain beurré qu'au moment du goûter, les
autres enfants mangeaient auprès d'eux.

A côté, c'était une maison de repasseuse dont
l'unique fenêtre laissait entrevoir un bout de
la table où les fers glissaient poussés par des
mains laborieuses et, pendants sur des cordes,
des jupons plissés, des plastrons de chemises.
Devant la porte, un jeune homme se tenait assis au long du jour, à peine regardé

des passants, indifférent aux voisins, jusqu'au moment où, tombant en proie à l'épilepsie, il faisait accourir autour de lui tout ce que le quartier comptait de femmes, d'enfants et d'ouvriers sans ouvrage.

Deux estaminets, deux bouges pleins d'émanations d'alcool et de tabac, troublaient parfois le quartier de bruits de chants et de querelles; et le soir, leur devanture vitrée jetait un peu de lumière sur la boue gluante du trottoir.

Du lever jusqu'à la tombée du jour, passait le marchand de charbon, guettant toutes les fenêtres, interpellant, par des signes, les ménagères sur le seuil de leur porte, debout sur sa charrette que traînait, par un dernier effort de vitalité et de résignation, une bête efflanquée, le cou pendant, le poil usé sur ses côtes meurtries et saillantes.

Ainsi se continuaient à droite et à gauche, sur deux files de maisons, cette longue suite de laideurs et de misères qui semblaient affluer vers ce bout de rue, que chaque porte laissait échapper sans vergogne, comme un trop plein et déversait sur le trottoir, le long du ruisseau où elles s'attiraient, se confondaient et s'étourdissaient.

Tout-à-coup, les jeux de billes ou les rondes s'interrompaient ; les enfants couraient se ranger à droite et à gauche le long des maisons. C'était la voiture d'un Pradelle ou d'un Delemotte qui passait rapide, reluisante comme un soleil, depuis la cocarde de son cocher raide et correct dans sa livrée galonnée, jusqu'aux rais fraîchement peints de ses roues. Et, dans les estaminets où l'air déjà surchauffé, s'alourdissait encore d'un brouillard de fumée, recommençaient des conversations interminables sur la misère de l'ouvrier et le luxe du patron.

A mesure qu'elle pénétrait dans ce milieu où lui étaient parfois révélées d'écœurantes dégradations, Juliette sentait s'émousser en elle un peu de la sensibilité que gardent seules et seulement dans la classe riche, quelques âmes vierges de toute souffrance, vivant loin de la réalité. En revanche, elle comprenait mieux la révolte du pauvre, criant et faisant des barricades dans la rue, sans but la plupart du temps, toujours sans espoir, simplement poussé à bout par la faim, l'excès des privations et des misères dégénérant en une sorte de folie furieuse.

Un jour, à l'heure du goûter, ayant Mme Weill

auprès d'elle, elle coupait un morceau de pain pour Paul.

— « Donne vite, maman ! dit l'enfant ; voilà la petite marchande de mouron ! »

Et il disparut dès qu'il eut son goûter.

— « Qu'il a bon cœur ! dit Mme Weill, voilà déjà plusieurs fois que je le vois donner son pain à cette pauvre petite. »

— « De qui voulez vous parler ? » demanda Juliette.

En cet instant, une voix faible, une voix d'enfant chantait dans la rue :

> Du mouron pour les petits oiseaux !
> Du mouron pour les petits oiseaux !

Mme Weill raconta à Juliette la lamentable histoire de la petite marchande de mouron :

Sa mère, dont elle était le onzième enfant, la battait quand elle ne rapportait pas d'argent à la maison.

Et, comme Juliette se récriait sur ce qu'il pût y avoir des mères aussi dénaturées, Mme Weill lui apprit que, d'après les « on dit », le malheur avait tourné la tête de cette femme qui s'était ensuite achevée par la boisson. A l'époque du siége, elle et son mari tenaient un petit éta-

blissement de marchand de vin logeur dans le
faubourg Saint-Denis. Quand les troupes de Ver-
sailles entrèrent, on fouilla leur maison du
haut en bas ; des costumes de gardes nationaux
ayant été trouvés cachés dans une charrette de
leur cour, on fusilla l'homme sur place. La
pauvre femme en devint folle ou à peu près.
Elle était d'Arcq-sur-Deûle, elle y avait des
enfants mariés, elle y retourna. Dans ses moments d'ivresse, ajouta Mme Weill, se rappelant
sans doute les scènes auxquelles elle a assisté,
elle court égarée dans les rues en criant : —
« Du pétrole ! du pétrole !.... »

Hélas ! pensa Juliette, que de gens ont peut-
être crié : — Du pain ! — avant de crier : —
Du pétrole !

4

La plus grande préoccupation de Juliette, au milieu de ses luttes, était d'éviter à Ernest mille petites difficultés contre lesquelles il eût été impuissant et qui l'eussent inutilement découragé ; elle ne l'appelait à son aide que dans les grandes circonstances, mettant une sorte de pudeur à lui cacher les menus détails de leur misère, l'abnégation sublime grâce à laquelle, jusque-là, elle avait paré à tout, les visites et les criailleries des créanciers. Un peu à cause de cela, et grâce à ses occupations qui le retenaient au dehors la plus grande partie de la journée, Ernest, tout en se rendant compte des difficultés

présentes et des menaces de l'avenir, continuait
à vivre de sa vie de savant, isolé dans son art,
savourant dans l'opiniâtreté même du travail
de longues heures de sérénité, et en sortant,
l'âme reposée et raffermie, prête à recommencer
la lutte. Enfin, son imagination facilement en-
thousiasmée, lui montrait, dans l'avenir, un
point brillant d'espérances ; il touchait à la
réussite d'une invention qu'il poursuivait depuis
longtemps : fabriquer plusieurs toiles sur le
même métier, et par conséquent, arriver à
diminuer sensiblement le prix de façon des
pièces étroites. Le brevet venait d'être pris en
son nom tout récemment, et M. Mulliez qu'il
avait tenu au courant de ses travaux, n'avait
fait d'observations qu'au point de vue des intérêts personnels d'Ernest : — Celui-ci avait-il
songé à s'assurer, par un contrat, le bénéfice de
son invention ?.... le droit de faire des cessions
partielles de son brevet ?.... ou bien M. Delemotte serait-il seul à l'exploiter ?.... enfin, y
avait-il quelque chose de signé entre eux ?

En dehors des grandes espérances qu'il fon-
dait sur cette affaire, Ernest annonça également
à Juliette qu'il allait être chargé d'un petit tra-

vail dont la rémunération leur permettrait de satisfaire quelques créanciers impatients.

Le nouveau maire d'Arcq-sur-Deûle, candidat républicain à la députation, et sûr d'avance de son élection, allait charger Ernest d'un travail de statistique nécessaire à l'appui d'un discours qu'il se proposait de présenter à la Chambre.

Ernest et lui, se rencontrant un jour dans la rue, s'arrêtèrent un moment à causer sur le trottoir quand Charles Colmans les aperçut, et, toujours préoccupé de ménager ses bonnes relations avec la municipalité, vint à eux, l'air empressé, la main tendue, assurant le maire des bonnes dispositions des électeurs à son égard dans tout l'arrondissement, renchérissant sur les éloges dont le rebattaient depuis quelques jours les réunions publiques et les feuilles libérales.

Ecœuré d'entendre un homme parler contre ses propres convictions avec tant d'apparente franchise, le maire prit congé d'Ernest, et rompit brusquement avec Colmans en lui tournant le dos.

« Ah! mon oncle, dit Ernest, quand il se trouva face à face avec Charles Colmans, vous renieriez votre Dieu! »

Ernest en rentrant un soir, annonça que les trois métiers sur lesquels avait été appliqué son système, fonctionneraient dès le lendemain. M. Delemotte, désirant être présent au moment de leur mise en marche, avait demandé qu'on retardât le travail de vingt-quatre heures à cause d'un grand diner de quatre-vingts couverts qu'il donnait le soir même.

Juliette, le cœur un peu consolé, servit le dîner, et, quand elle eut couché les enfants, songea à aller faire part à Mme Weill de la nouvelle qu'apportait Ernest.

Le temps était lourd et humide; Juliette traversa lentement les deux jardins. L'inquiétude qui l'avait dévorée jusque là s'était momentanément calmée, mais elle restait lasse et inerte, sans joie et presque sans confiance devant l'espérance entrevue.

A son entrée chez les voisins, elle remarqua dans les manières de Mme Weill une certaine agitation. La petite salle où était servi le souper du vieux couple, semblait plus gaie et plus éclairée que de coutume. Mme Weill amena Juliette devant le buffet de bois blanc que décorait un déjeuner en porcelaine, souvenir de sa première année de mariage, et, élevant la lampe qu'elle tenait à la main, elle montra un cadre nouvellement acroché au mur.

Entre quatre moulures dorées, au centre des marges trop grandes que lui faisait un entourage de carton blanc, une médaille d'or renvoyait à la flamme jaune de la lampe un rayon tranquille et fascinant. Puis, toujours empressée Mme Weill tira d'un étui et déplia un certificat couvert des signatures de tous les industriels qui offraient la médaille au contre-maître.

Celui-ci entra au même moment; dans l'em-

brasure étroite et basse de la porte où sa haute
taille se dessina, il apparut plus grand que
jamais. Juliette le trouva pâle sous sa peau
bronzée. Il s'assit devant la table en face des
deux femmes restées silencieuses, et pendant le
repas, sa voix s'éleva de temps à autres, par
phrases décousues.

« Il avait bien travaillé !... il était bien vieux
et bien cassé aujourd'hui... et cependant il se
trouvait presque aussi pauvre que s'il eût été
toute sa vie paresseux et vagabond... sans doute
l'ouvrier était malheureux... et il y avait des
gens de grand cœur qui prenaient en pitié les
souffrances du pauvre..., mais quels moyens
avaient-ils trouvé jusqu'ici pour y remédier ?...
Rien que de tout casser, comme quand ils
avaient fait la commune...., leur but était cependant bien louable et bien beau... Au fond ils
avaient raison;.... il fallait changer bien des
choses ;.... mais ça ne pouvait pas être tout
d'un coup... ça viendrait avec le temps... lui, il
était trop vieux ;.... il se résignait,... il mourrait
avec le témoignage de sa conscience, heureux
de pouvoir se dire qu'il n'avait jamais fait de
tort à personne. »

Mme Weill consternée, baissait la tête en écoutant le contre-maître, le cœur navré, la rougeur sur le visage, sentant combien cet homme devait souffrir pour laisser échapper dans un court moment de révolte des pensées que, jusque-là, même vis à vis d'elle, il avait si profondément tenues secrètes.

Juliette quitta les Weill ; et son dernier regard en sortant de la salle fut pour la médaille d'or œil unique et plein d'ironie ouvert sur la misère du logis, et planant du haut de son cadre sur les couverts d'étain, les bois blancs et les porcelaines ébréchées.

Elle rentra plus accablée chez elle, et passa le reste de la soirée dans la salle à manger, en tête à tête avec Ernest encore tout à la fièvre de son invention. Elle le voyait aller et venir, nerveux, agité, l'œil profond bien au delà de ce qu'il semblait regarder, et, tout bas, torturée d'inquiétudes, sentant qu'une catastrophe était inévitable et que le dénouement approchait, elle l'implorait ! il était, après tout, son unique soutien, et elle lui disait dans l'appel désespéré de tout son être : « nous sombrons ! »

Au dehors le temps était couvert, l'air plein

d'une buée tiède qui tombait sur le sol glissant.
Les couches brumeuses du ciel s'éclairaient de
lueurs rougeâtres aux flamboiements des becs
de gaz et semblaient renvoyer à la ville ses
propres lumières à travers une atmosphére
lourde où se rabbattaient la suie et la fumée.
Dans la rue, les enfants et les ménagères
couraient vers les petites boutiques pour le
repas du soir. Quand avait sonné la cloche d'une
usine, par le large portail grand ouvert, sortaient
des centaines d'ouvriers qui envahissaient la
rue, piétinaient, amalgamaient la boue, leur ga-
melle à la main, bruyants et gouailleurs quand
même.

Dans un coin tranquille, au tournant du bou-
levard, au fond d'une oasis de verdure, apparaissait la maison de M. Delemotte. Les fenêtres
du rez-de-chaussée enguirlandées de plantes
grimpantes, envoyaient au dehors des flots de
lumière dont les rayons, à travers la clôture
treillagée du jardin, allaient mourir sur la boue
grasse de la chaussée où le passant s'arrêtait.
Un dernier reflet pâle tombait sur le parapet
du canal, gouffre noir qu'on eût dit creusé là
tout exprès pour augmenter l'espace d'air et de

clarté autour de cette demeure privilégiée et l'isoler au milieu d'une cité bruyante et populeuse.

Un peu en arrière de la maison, à travers les grands arbres, se dressaient la masse sombre de l'usine silencieuse ce soir là, et sa haute cheminée droite et noire sur le ciel rouge.

Dans la salle à manger, sous la clarté douce du lustre aux globes dépolis, M. Delemotte présidait la table de quatre-vingts couverts, heureux, tranquille, montrant à tous des yeux souriants et la pâleur saine d'un visage arrondi encadré de deux maigres favoris roux.

Après le dîner, les convives se répandaient dans les salons pleins d'air frais. C'était une société choisie, raffinée et élégante quoique sans excentricité et sans brio, ayant les goûts sérieux des gens qui sentent leur fortune solidement assise, connaissant Paris où elle s'habillait et les villes d'eaux ; peu facile à s'enthousiasmer, ne prenant du plaisir que la part qui ne fatigue pas, vivant pour elle, dans un milieu uniforme, avec la quiétude et l'égoïsme de ceux pour lesquels travaillent jour et nuit soixante mille bras.

Pozzul, le célèbre organiste de la cathédrale se mettait au piano et faisait pénétrer un peu de vrai art dans ces salons aérés et brillants où l'écoutaient des auditeurs bienveillants et sans passion.

M. Delemotte, prenant le bras d'Elie Crespel, le rédacteur en chef du *Nord Politique*, promenait le journaliste devant sa collection de tableaux et l'arrêtait en face d'une toile, achetée récemment à une exposition locale des beaux arts. Les deux mains dans les poches, le buste en avant, avec une affectation de bonhomie, un renchérissement sur sa vulgarité naturelle, Elie Crespel, le teint couperosé, le nez retroussé et canaille, déclarait qu'il y avait là le talent d'un Van Dyck; et peut-être était-il arrivé à le croire lui-même, à force de ne voir et de ne juger que des médiocrités,

Les semaines qui suivirent n'apportèrent aucun changement dans la vie tourmentée du ménage. Ernest restait préoccupé d'un perfectionnement qui devait lui permettre de tisser sur ses nonveaux métiers les pièces fines.

L'attente allait se prolonger encore, terrible, menaçante pour Juliette qui voyait tous ses efforts impuissants en face de l'accumulation des dettes et de l'urgence des besoins.

Elle interrogeait un jour la brave flamande qui la servait :

— « Voyons, Antoinette, demandait-elle,

comment arrivez-vous à vivre, vous et vos
huit enfants ? » —

Antoinette raconta sa navrante histoire :

— Elle était mariée depuis quinze ans ; son
mari gagnait vingt deux francs par semaine,
mais elle avait eu la chance de tomber sur un
homme qui n'était ni paresseux ni débauché.
Elle payait quinze francs par mois de loyer
pour sa petite maison ; seulement, elle sous-
louait une pièce, la plus belle, à un ménage
sans enfants, qui payait bien et n'était pas
gênant ; elle se contentait des trois petites pièces
qui restaient. Il y avait deux lits pour dix
personnes, et une paillasse de zostère qu'on
étendait le soir dans un coin de la cuisine. On
ne mangeait de la viande qu'une fois par semaine, le dimanche quand on mettait le bouillon.
En tous temps, les enfants se contentaient de
mélasse sur leurs tartines au goûter, et de café
au lait pour leur souper. Elle avait quelques
dettes, contractées lors ·de la dernière grève :
à cette époque, pendant près d'un mois elle
seule avait travaillé pour nourrir toute la mai-
sonnée ; elle allait faire des lessives, et quand
elle rentrait le soir, elle retrouvait son mari et

ses enfants sans feu et sans lumière, attendant
pour manger l'argent qu'elle rapportait. Elle
habitait alors le quartier du Pile et devait trois
mois de loyer ; le propriétaire qui la harcelait
pour le paiement profita d'une absence de
quelques jours que fit son mari, pour se
débarrasser d'eux, et opéra lui-même le démé-
nagement en jetant tout, leurs hardes et leurs
meubles pêle-mêle par la fenêtre. Son anneau
de mariage resserré dans une cassette qui fut
brisée en tombant, ne pût être retrouvé. Elle
passa une nuit sur le pavé avec un enfant au
sein et six petits autour d'elle ! Comparativement
son sort actuel n'était pas malheureux : son
aîné commençait à gagner quelque chose dans
l'atelier même où travaillait le père. Quant à
elle, elle avait entrepris un petit commerce
de déchets de pièces que lui cédait à très-bas
prix le patron de son mari et qu'elle revendait
dans son entourage ; elle arrivait ainsi à habiller
économiquement ses huits enfants, et c'était là
le plus clair de ses bénéfices : son premier soin
en triant les déchets, étant de mettre de côté
les morceaux qui lui semblaient bons à garder
pour elle-même. Par exemple, cela faisait por-

ter aux enfants des costumes un peu bariolés, mais ils n'en étaient pas moins chaudement vêtus et toujours fort propres.

Tandis qu'Antoinette parlait, Juliette revoyait dans son esprit les bandes d'enfants qui pullulaient sur la rue. Dans les jours de convalescence qui suivaient ses couches, parfois elle s'était amusée à regarder leurs jeux sous les fenêtres de sa chambre. Les enfants d'Antoinette étaient là avec leurs costumes étranges, presque toujours taillés dans des coupons d'étoffes claires, au milieu d'autres enfants que Juliette avait également vus grandir. Tous avaient dans leurs premières années une bouffisure malsaine à laquelle le grand air, l'entrain du jeu, prêtaient un moment les fraîches couleurs de la santé ; à peine grandelets, ils devenaient malingres, et l'usine les prenait ensuite pour achever leur dépérissement et leur rachitisme.

Que de fois en regardant les pauvres enfants de la rue, Juliette s'était prise à serrer plus tendrement contre elle, le nouveau-né qu'elle tenait dans ses bras !....

Un matin, peu d'instants après le départ d'Ernest, Antoinette, l'air décontenancé, vint avertir Juliette que trois individus attendaient dans le corridor et demandaient à lui parler ; elle ajouta plus bas qu'elle croyait reconnaître l'un d'entre eux, ce devait être un huissier.

Elle ne s'était pas trompée.

Quand Juliette se présenta, l'un de ces trois individus, annonça qu'il venait accompagné de son clerc et d'un expert pour procéder à la saisie.

Juliette, un instant foudroyée, se rappela

tout à coup que depuis une quinzaine de jours, elle avait, à plusieurs reprises reçu de ces lourds et épais papiers timbrés auxquels elle n'avait rien compris et dont ni Ernest ni elle, dans leur inexpérience, ne s'étaient sérieusement préoccupés.

La créance qui avait motivé les poursuites était primitivement de deux cents francs; les frais la faisaient actuellement monter à près de trois cents. Juliette se trouvant dans l'impossibilité de payer, ne pouvait empêcher la saisie.

Les trois individus entrèrent dans le salon où Juliette les laissa seuls. Elle trembla quand elle les vit reparaître une demi-heure plus tard dans la salle à manger où elle s'était refugiée avec les enfants dans le désarroi du matin; mais ils s'arrêtèrent sur le seuil de la porte, se contentant de jeter un regard rapide sur l'ameublement. Leur mission pouvait s'arrêter là; le mobilier du salon suffisait amplement à couvrir leurs frais et à solder la créance. Ils saluèrent Juliette et sortirent en laissant la maison bouleversée, et les voisins se livrer devant leurs portes à toutes sortes de commentaires.

5

Quand Ernest revint à midi, Juliette se jeta éplorée dans ses bras. Elle ne pouvait lui cacher un fait aussi grave, et ne cherchait plus à l'atténuer en le lui annonçant ; elle était sans courage pour elle-même.

Ernest la consola. Il lui dit que les nouvelles modifications apportées dans le travail des métiers, donnaient d'excellents résultats ; la question d'intérêt serait réglée d'ici à peu de jours avec M. Delemotte qui n'avait aucune raison de l'éluder plus longtemps. Ernest n'avait jamais d'ailleurs suspecté la bonne foi de M. Delemotte. Il allait réfléchir ; il irait voir l'huissier pour obtenir des délais, et peut-être même s'il le fallait, l'individu qui les faisait poursuivre.

L'après-midi parut interminable à Juliette restée seule et consternée entre ses enfants que l'air sombre de la maison, le dérangement dans les habitudes, rendaient nerveux et agacés. A six heures un coup de sonnette, dont elle crut reconnaître le tintement particulier, lui donna un tressaillement de joie ; elle alla ouvrir.

C'était bien leur ami ! C'était M. Mulliez, les bras plus chargés que jamais. Avec les allures d'un homme à qui la maison est fami-

lière, il alla droit à la salle à manger et déposa
ses paquets sur la table. Si sympathique que
fût cet ami, et bien que sa dernière visite re-
montât déjà à une date éloignée, Juliette n'aurait jamais cru éprouver tant de joie à le revoir.
Il ne connaissait rien de leur situation présente,
et certes ! elle se fût bien gardée de lui rien
apprendre, mais il leur arrivait un jour néfaste
pour eux, un jour de deuil, et, toute heureuse
d'entendre raisonner une voix amie, le cœur
profondément touché, elle serra avec force la
main que lui tendait M. Mulliez.

Ernest qui rentra quelques instants après, fit
à leur vieil ami le plus cordial accueil ;
puis, attirant un moment sa femme à l'écart, il
s'enquit tendrement de la manière dont elle
avait passé l'après-midi.

La présence de M. Mulliez égaya le dîner ;
son arrivée inattendue avait changé le cours
des idées ; quand Juliette monta pour coucher
les enfants, elle laissa les deux hommes bien
disposés et pleins d'entrain en face de leur
tasse de café, discutant l'un et l'autre de sujets
entièrement étrangers à leur vie journalière.
Quant à elle, dans l'air plus froid du corridor,

dans le silence des chambres, elle retrouva sa vie réelle, plus dure peut-être encore après une trève de quelques moments heureux. Les enfants fatigués furent bientôt endormis. Juliette allait d'un lit à l'autre, contemplant, dans leur sommeil, ces êtres si chers pour lesquels elle eût enduré toutes les morts et dont elle était impuissante à assurer le bien-être. Jusqu'ici, grâce à des efforts qui avaient miné sa santé, effacé à jamais toute trace de sa beauté, ils n'avaient souffert d'aucune privation; mais dans quelques jours !.... mais demain ! peut-être !.... tous ses désespoirs lui étaient revenus.

Elle redescendit. Quand elle rentra dans la salle à manger, M. Mulliez achevait d'allumer sa pipe et dépliait un journal.

« Mon cher Joly, — disait-il, — avez-vous parcouru la liste de souscription pour l'Université catholique de Lille ? M. Delemotte souscrit pour trois mille francs; et votre oncle !.... devinez !.... cinq mille ! »

« Cinq mille francs ! — répéta tout bas Juliette — oh! mon Dieu ! Comment donc ces gens-là comprennent-ils la religion ! »

M. Delemotte ne passait ni pour un méchant
homme, ni pour un homme déloyal. Il y avait
en lui une certaine bonhomie qui sauvait les
apparences. Vivant beaucoup au milieu des
ouvriers et les voyant de près, il avait avec eux
des façons familières qui lui avaient fait une
sorte de popularité.

Au fond, dur et sceptique, il ne voyait en eux
qu'un nombre donné d'outils, d'unités, une agglomération de salaires qui, réduits ou augmen-
tés de quelques centimes, arrivaient à accroître
dans d'énormes proportions ou à diminuer la

somme des bénéfices. Sa parcimonie naturelle
et ses aptitudes de commerçant modèle se plai-
saient à ce genre de comptes qui roulaient sur
des fractions. Les escouades d'ouvriers, hommes
ou femmes, que le portail de l'usine laissait
pénétrer par centaines et qui se dispersaient,
se perdaient du haut en bas des quatre étages
du vaste établissement, constituaient à ses yeux
un monde abject, une classe d'êtres indispensables mais démoralisés dès l'enfance et
corrompus jusqu'à la moëlle.

M. Delemotte avait pénétré du premier coup-
d'œil la nature droite d'Ernest; aussi n'eut-il
pas besoin de recourir à beaucoup de finesse
pour exploiter, sans qu'il s'en doutât, cet
homme désintéressé et bon enfant que le hasard
plaçait sur son chemin.

Il avait bien entendu parler des misères de
son employé, mais elles ne le touchaient que
vaguement. Il était de ceux qui apprécient
toujours les besoins des autres fort au-dessous
de leurs propres besoins, comme s'ils s'esti-
maient d'une autre essence et plus aptes que
leurs semblables à savourer les délicatesses.
Le caractère droit et crédule de l'ingénieur lui

inspirait quelque chose comme de la pitié ; et
en somme, il avait pour lui le mépris qu'éprou-
vent la plupart des gens arrivés vis-à-vis de
ceux qui ne savent pas faire leur chemin. Il
dressait lui-même le budget d'un employé à
trois mille francs par an, même avec trois enfants, même à Arcq-sur-Deûle où la vie est
chère ; mais en faisant valoir, qu'après tout,
cet employé n'était dans l'obligation ni de rece-
voir, ni de faire figure. Il retraçait ensuite,
sous les couleurs les plus riantes, la vie de
l'homme qui reçoit régulièrement sa paie, toutes
les semaines ou tous les mois, sans le souci
d'assurer l'écoulement de ses produits, le re-
couvrement de ses créances, de payer ses
ouvriers, d'amortir son capital, et n'ayant
jamais à redouter les fluctuations des marchés.
Puis, revenant spécialement à Ernest, il s'étonnait que, vivant dans de telles conditions, l'ingénieur ne mit pas annuellement de l'argent de
côté. — « Mais, que voulez-vous, ajoutait-il,
ces gens-là sont des artistes, et ne se rendent
jamais bien compte de la valeur de l'argent. »

Quant aux droits de l'ingénieur dans l'affaire
du brevet, M. Delemotte était loin de les con-

tester, mais il n'avait encore fait que des promesses vagues, et évitait, avec beaucoup d'habileté, dans ses tête-à-tête avec Ernest, toute conversation tendant à aborder la délicate question d'intérêt. Il se disait qu'il avait fourni les fonds pour payer la première annuité, qu'il avait supporté tous les frais de matériel et de main-d'œuvre nécessités par les recherches et les tâtonnements ; enfin, il n'était pas pressé de donner de l'argent à un employé qui, besoigneux et dépourvu d'initiative et de caractère, restait entièrement sous sa dépendance.

Dans la maison de la rue Sébastopol cependant, la vie devenait intolérable. Les créanciers, instruits de la saisie opérée chez les Ernest, se présentaient tous à la fois et ne voulant plus se contenter de promesses, se refusaient à de nouveaux atermoiements.

On touchait alors au commencement de
juin. La température se maintenait froide
pendant une série de jours pluvieux. Les misères de la maison s'augmentaient des tristesses du dehors. Dans le corridor humide aux
dalles maculées de boue, dans les pièces
assombries où les enfants eux-mêmes évitaient
d'élever la voix en tourmentant leurs jouets,
on sentait une attente inquiète, le désarroi
d'une fin.

Un matin, vers midi, un coup de sonnette qui
ne précédait celui d'Ernest que de quelques

minutes, fit courir le petit Paul à la porte.
C'était le clerc de l'huissier. Il venait annoncer
qu'on allait apposer les affiches sur la maison,
et procéder, sous trois jours, à la vente des
objets saisis.

Le clerc venait à peine de sortir, qu'Ernest
rentra ; Juliette, pâle et toute froide, était restée
immobile dans le corridor. Elle tomba dans
les bras de son mari ; elle appuyait sa tête sur
son épaule, elle se serrait contre lui ; et, câlinement, le regard plein d'ardentes supplications,
elle semblait lui dire : « — Défends-nous ! —
Protége-nous ! »

Quand Ernest fut mis au courant de ce qui
venait de se passer, il essaya encore de rassurer
sa femme : — Lors de la saisie, il avait vu
l'huissier, lequel lui avait promis de lui accor-
der tous les délais possibles. En somme,
aujourd'hui, on était venu leur faire peur plutôt
qu'autre chose. Il allait carrément s'expliquer
avec M. Delemotte, demander tout au moins une
avance de quelques cents francs à valoir sur
la vente du brevet, — cela suffirait à les dégager momentanément. Elle s'alarmait outre
mesure ; ils allaient se trouver bientôt plus

heureux et plus à l'aise qu'ils ne l'avaient
jamais été. — « Tu devrais te distraire, sortir
un peu. Tiens! passe cette après-midi par
l'usine, je ferai fonctionner devant toi notre
métier compositeur, une merveille que nous
possédons depuis peu; sous la seule pression
des doigts, les échantillons se composent et se
reproduisent instantanément; figure-toi le cla-
vier d'un piano....

Elle ne l'étreignait plus; maintenant elle
était droite en face de lui, et pâle, haletante,
les yeux grands ouverts et fixes, comme si
elle eût vu tout-à-coup se dresser devant elle
quelque chose de monstrueux.

« — Qu'as-tu? » s'écria-t-il effrayé.

« — Rien!... rien!... » — fit-elle en portant
la main à sa gorge comme si elle étouffait.
« Oh! que je souffre!.,. que je souffre!... »

Et, comme une folle, elle s'élança dans l'escalier.

« — Juliette! ma femme! où vas-tu? »

Il la poursuivit, il allait l'atteindre; elle l'arrêta d'un geste. Elle courut s'enfermer dans sa
chambre; elle fuyait cet homme; il lui semblait
que, subitement, elle venait de le voir sous un

jour nouveau. Il n'était pas, il n'avait jamais
été le compagnon dévoué portant sa part du
fardeau commun, ni le père tendre qu'aurait
dû remuer jusqu'aux entrailles la seule pensée
de ses enfants réduits à la misère! Il venait,
pour la première fois, de se révéler à elle tel
qu'il était : un artiste illusionné, luttant pour
un but idéal dans une sphère à part où l'effort
du cerveau annihilait et pétrifiait le cœur.
Alors qu'elle n'avait pas assez de persuasion,
assez de prières pour le ramener à la réalité des
choses et l'apitoyer sur leur sort, au moment
le plus critique de leur existence, il n'était
préoccupé que de son art ! La science avait-elle
fait de cet homme un halluciné ou un égoïste !
Sa femme, ses enfants, ne comptaient-ils pour
rien dans son esprit? — Elle le revoyait dans
les longues soirées qu'il passait silencieux
auprès d'elle, courbé sur un amoncellement de
livres, feuilletant des tables de logarithmes,
chuchotant des nombres, couvrant des pages
entières de chiffres et de signes algébriques;
parfois ces feuilles volantes, pour elle hiérogly-
phiques, qu'elle rencontrait partout, lui causaient un agacement qu'elle avait peine à
réprimer. Quant à lui, il appelait les longues

heures monotones de ces interminables soirées, ses heures de distraction, pendant lesquelles son esprit voguait bien loin du travail routinier de l'usine Delemotte, dans le domaine sans limites de la science pure....

Elle chassa ces pensées qui soulevaient en elle des élans indignés, des récriminations pleines d'àcreté, des sentiments inexplicables de dédain et d'ironie que jamais encore elle n'avait éprouvés à l'égard d'Ernest. Sa nature indulgente et dévouée reprit le dessus; son affection pour son mari, affection bien autrement forte que l'amour, protesta avec véhémence contre ce court instant d'égarement et de désespoir; elle se calmait; elle le revoyait ce qu'il avait toujours été pour elle : bon et soumis à toutes ses volontés. Elle ne lui en voulait plus; loin de là; elle se sentait prise pour lui d'un attendrissement immense.

— « Salomon de Caus est mort dans un cabanon! dit-elle ; Jacquard a été persécuté toute sa vie! de tout temps, la science a eu ses martyrs. J'étais folle de croire que nous sortirions de nos embarras! Les hommes comme Ernest ont la persévérance dans le travail, la

loyauté, la modestie, l'estime de tous, la gloire
quelquefois, la fortune jamais ! »

Elle s'accusait ; elle s'en voulait de ne pas
l'avoir mieux compris. Elle aurait dû, pensait-
elle, s'intéresser à ses travaux, essayer de
s'élever à sa hauteur ; alors les joies du savant
fussent réellement devenues les siennes ; et, à
l'heure qu'il est, elle ne se sentirait pas séparée
de lui par la profondeur d'un abîme ; mais elle
était mère aussi, et, de son temps, de ses affections, de ses abnégations, elle avait dû faire,
entre son mari et ses enfants, deux parts
égales.

Elle s'était assise accablée. Elle s'étonnait
que l'intensité de son affection pour les siens,
ne l'aidât pas à trouver quelque remède
héroïque. A quoi lui servait de prévoir les
catastrophes si elle était impuissante à les dé-
tourner ? Elle ne savait que se débattre et se
lamenter dans le vide. Elle se disait qu'elle était
adroite, qu'elle aurait pu monter un magasin
de modes ou un atelier de couture. Puis, tout-
à-coup, elle songeait qu'elle manquait des
fonds nécessaires pour une installation si modeste qu'elle fût ; tout son courage, sa bonne

volonté, tout ce qu'elle dépensait de forces en
agitations et en résistances, étaient peines
perdues ; elle se sentait prise dans une impasse,
et devait atteindre là catastrophe finale sans
aucun moyen de la conjurer.

Elle leva les yeux en face d'elle, et la glace
de la cheminée lui renvoya son image horri-
blement pâle. Elle eût voulu se composer un
visage moins bouleversé pour reparaître devant
Ernest ; et, quand elle redescendit, elle essaya
de sourire en rentrant dans la salle à manger.
Ernest, un peu embarrassé, resta silencieux
tout en l'observant à la dérobée ; mais quand
elle eut apporté le déjeûner sur la table et qu'elle
s'assit à son tour : « Je te promets, — lui dit-il,
— que cette après-midi je parlerai sérieusement à M. Delemotte. Je te le promets. »

Il disait cela tout en dépliant sa serviette ; et
son regard droit et plein de franchise arrêté sur
celui de sa femme, exprimait une fermeté telle,
que Juliette en demeura surprise : il ferait ce
qu'il disait.

Il rentra, le soir, un peu sombre ; mais très-calme en apparence. En somme, il ne rapportait rien de définitif. M. Delemotte prétextait que l'installation des métiers était encore trop récente pour permettre de calculer exactement l'économie qu'ils apportaient dans le prix de façon des pièces, et que, par conséquent, les revendications d'Ernest, tout en étant légitimes, lui semblaient prématurées. Quant à une avance d'argent permettant à l'ingénieur de sortir d'un embarras cruel, M. Delemotte avait répondu sèchement qu'il y réfléchirait.

Ces nouvelles étaient tellement foudroyantes, elles détruisaient si complètement la dernière espérance du ménage, que Juliette atterrée ne trouva pas un mot à dire.

Les apprêts du dîner se firent en silence, au milieu d'une sorte de stupeur ; et Juliette allait et venait de la cuisine à la salle à manger où Paul était resté avec son père, suivie tout le temps par les deux petits qui, sans savoir pourquoi, cherchaient à se rapprocher d'elle, et, vaguement alarmés, s'attachaient à ses jupons.

Le dîner servi, Ernest se mit à table. Il avait à peine avalé quelques cuillerées de potage, qu'il se leva, fit le tour de la salle, et, sur le point de regagner sa chaise, s'affaissa tout d'un coup. Juliette s'élança vers lui et arriva assez tôt pour empêcher sa tête, qui avait heurté la chaise, d'aller frapper le parquet. En même temps, elle cria à Paul de courir chercher M. et Mme Weill.

Quand ceux-ci arrivèrent, elle était encore agenouillée auprès d'Ernest, et essayait de le soutenir ; il était effrayant à voir ; sa figure devenait tantôt pourpre et tantôt livide, et tous

6

ses traits grimaçaient; il battait l'air avec ses bras. Réfugiés dans un coin de la salle, les deux plus jeunes enfants pleuraient et criaient en regardant leur père. Mme Weill les emmena dans la cuisine et les confia à Paul en lui faisant promettre de les tenir là et de les distraire jusqu'à ce qu'elle vînt elle-même les chercher; puis, jugeant que l'intervention du contre-maître pouvait suffire en ce moment, et que celle du médecin était indispensable, sans demander conseil à personne, elle courut chercher le docteur Jacquet qui avait jusque-là soigné les Ernest, et qui était, en outre, un ami de la maison.

Pendant ce temps le contre-maître aidé de Juliette, était parvenu à porter Ernest sur le canapé du salon.

« Ce n'est qu'un coup de sang, disait M. Weill, j'ai déjà vu se produire des cas semblables; ce ne sera rien; dans quelques minutes, il sera revenu à lui. »

Un instant plus tard, Juliette entendait une voiture s'arrêter devant la maison. Sans attendre le coup de sonnette, elle courut à la porte et se trouva face à face avec le docteur Jacquet.

Mme Weill descendait de la voiture derrière lui. Elle avait été assez heureuse pour rencontrer le docteur juste au moment où il rentrait dîner ; en apprenant l'accident arrivé tout-à-coup chez les Joly, il avait offert à Mme Weill de monter dans la voiture et avait fait tourner bride à son cocher en lui jetant l'adresse de l'ingénieur.

Pour épargner de nouvelles émotions à Juliette, dont il avait en entrant remarqué le visage décomposé, le docteur la pria de rester seule un moment avec Mme Weill, tandis qu'il allait se rendre compte de l'état d'Ernest et lui donner les premiers soins avec l'aide dn contre-maître.

Quelques instants plus tard, il ressortit du salon, ouvrit lui-même les deux battants de la porte en disant que le mieux était de faire monter le malade dans sa chambre.

La douleur la plus poignante pour Juliette durant toutes ces scènes, fut celle qu'elle éprouva en voyant son mari, pâle, soutenu sous les bras par le docteur et le contre-maître, traverser la salle à manger et monter l'escalier en titubant comme un homme ivre.

Elle ne suivit pas les trois hommes dans la

chambre ; elle s'arrêta tremblante devant la porte ; et son visage exprimait en cet instant une souffrance telle, que Mme Weill, restée en arrière, l'entraîna doucement dans le cabinet de toilette qui était séparé de la chambre par le corridor.

Tournée du côté où elle avait vu disparaître Ernest, Juliette serrait son front entre ses deux mains et criait au milieu de ses sanglots :

« C'est moi qui l'ai tué ! je n'ai eu pour lui aucun ménagement ; — je l'ai tourmenté jusqu'à ce qu'il parlât à M. Delemotte. Je lui ai annoncé, coup sur coup, des nouvelles qui devaient le foudroyer ! »

Mme Weill l'avait prise dans ses bras ; elle l'embrassait, la consolait de son mieux, et n'obtenait d'elle que cette phrase stupidement répétée :

« C'est moi qui l'ai tué ! je vous dis que je l'ai tué ! »

Enfin elle se tut, et serrée contre Mme Weill, elle épia, en retenant son haleine, les bruits et les éclats de voix qui venaient de la chambre. Quand le docteur qui la cherchait parut dans le cabinet de toilette, il alla vers elle avec un sourire qui devait la rassurer, et lui prenant amicalement les mains, il lui affirma que le malade était hors de danger et n'avait guère besoin que d'un très-grand repos d'esprit......, qu'enfin ce genre de crises n'étaient ordinairement suivies que d'une grande prostration. Il écrivit à la hâte une ordonnance sur une feuille qu'il détacha de son calepin et qu'il remit à Juliette; puis, prenant congé d'elle, il promit de revenir le lendemain matin et sortit accompagné de Mme Weill qui le reconduisit jusqu'à la porte de la maison.

Le docteur parti, Mme Weill songea aux enfants qu'elle avait laissés à la garde de Paul, et avant de remonter auprès de Juliette, elle entra dans la cuisine. Elle fit revenir dans la salle à manger les deux petits et le frère aîné, leur recommandant encore de l'attendre jusqu'au moment du coucher.

Quand elle reparut dans le cabinet de toilette, elle fut tout étonnée de voir Juliette prête à sortir et achevant de nouer les brides de son chapeau. Elle était très-pâle et avait dans le regard quelque chose d'égaré qui frappa Mme Weill. Celle-ci lui demanda où elle allait.

Juliette répondit en lui montrant l'ordonnance du docteur : elle allait chez le pharmacien ; elle emmenait Paul et priait Mme Weill de coucher les deux petits pendant son absence. Sans donner d'autres explications, elle descendit précipitamment l'escalier, entra dans la salle à manger ; et, silencieusement, d'un geste presque brusque, prit le petit Paul par la main, l'entraîna dans le corridor et lui posa sur la tête le premier chapeau qu'elle décrocha au porte-manteau. Mme Weill qui l'avait suivie, s'arrêta immobile au pied de l'escalier pour la regarder sortir avec Paul, et revint seulement de sa stupéfaction au bruit que fit la porte en se refermant derrière eux.

Après l'accès de douleur folle qu'avait un peu appaisé la déclaration rassurante du docteur, au moment où celui-ci écrivait son ordonnance, Juliette fut tout à coup traversée par une idée navrante, atroce dans son réalisme, c'est qu'il n'y avait pas à la maison les vingt ou trente sous nécessaires pour payer le médicament chez le pharmacien. Brusquement arrachée à une douleur inutile, et comprenant qu'il fallait agir, galvanisée par la pensée qu'Ernest pourrait mourir faute de soins, elle avait pris une résolution suprême, et, précipitamment, dirigeait ses pas vers la Grand'Rue.

L'air était froid et fouettait désagréablement le visage, tandis qu'une petite pluie fine pénétrait les vêtements ; les flaques d'eau retenues dans les irrégularités des pavés brillaient à la clarté des réverbères. Juliette raccourcit son chemin en passant par la promenade, route déserte et mal éclairée où elle évita, comme elle put, des amoncellements de boue noire et gagna les bords du canal. A travers les arbres, elle entrevit la maison de M. Delemotte, et quelques-unes de ses fenêtres éclairées d'une lumière blanche et douce dans le fond silencieux du jardin. Elle hâta le pas, poussée par le vent et la pluie ; et sur le pont désert, entre les clartés mourantes de deux lointains réverbères, résonnèrent les battements de ses semelles boueuses.

« — Maman ! tu me fais mal, dit doucement le petit Paul dont elle broyait la main sous ses doigts ! »

» — Tais-toi ! tais-toi ! » répondit-elle en le tirant brutalement.

Des larmes vinrent aux yeux de l'enfant qui grelottait sous son habit de toile. Juliette traversa la place et s'arrêta enfin dans la Grand'Rue sur les marches de la maison Colmans.

Ce qu'elle y venait faire!... elle se l'était répété de mille façons pendant sa course folle. Qui pouvait prévoir les suites d'un mal déclaré si subitement chez Ernest?.... et les besoins de sa convalescence ?.... et tant d'autres éventualités ?.... Comment pourrait-elle lui assurer, ne fût-ce que pendant quelques jours, un peu de bien-être et de repos d'esprit ? Grisée par la douleur, elle arrivait chez sa tante, prête à tout pour sauver cet homme qui, bien avant ses enfants, se disait-elle, avait été sa seule affection, et que, toute à la souffrance présente, elle s'accusait de leur avoir sacrifié. Elle ne redoutait qu'une chose : d'avoir attendu trop tard pour se décider.

Tombée sur le canapé, dans le salon des Colmans, Juliette disait maintenant avec exaltation à sa tante : « — Tu voulais Paul ! le voilà ! je te l'amène, il est à toi, je te le vends ; mais, sauve mon mari que la misère va tuer ! — Sauve mon mari que la misère a peut-être rendu fou ! »

Elle s'était jetée sur un coussin ; elle y enfonçait son visage et y étouffait ses sanglots ; elle souffrait tellement qu'elle mordait l'étoffe.

Revenue de l'étonnement que lui avait causé l'entrée brusque de Juliette, la tante, après avoir enfin compris le but d'une visite aussi inattendue, avait repris son calme habituel. Froide et impassible en apparence, elle regardait Juliette suppliante et humiliée.

« — Voyons, dit-elle enfin, calme-toi !..... T'ai-je jamais parlé d'abandonner Paul ?.... Tu seras toujours sa mère. — Tu me l'amènes, là, comme une marchandise, comme un paquet.... Es-tu étrange !.... es-tu bébête !... »

Elle ricanait ; elle avait le rire en éé des dévotes.

Elle alla dans la salle à manger, et en revint tenant un verre d'eau sucrée ; doucement elle s'avançait en agitant la petite cuillère pour faire fondre le sucre.

« — Prends cela, dit-elle à sa nièce, il faut te calmer. — Comment peux-tu te mettre dans des états pareils !... »

Juliette, se tournant à demi, repoussa le verre d'un geste si vif, que quelques gouttes de son contenu tombant sur le tapis, mouillèrent la main de Mme Colmans.

Le visage de la tante prit une expression courroucée ; elle allait perdre patience ; puis, réfléchissant, elle se mit à avoir réellement

peur de cette femme qui lui semblait à demi-
folle, et regretta presque de se trouver en ce
moment seule à la maison. Sans autre désir
que celui de se débarrasser le plus prompte-
ment possible de Juliette, elle alla chercher
dans le tiroir d'un secrétaire un billet de
banque qu'elle lui mit dans la main.

« — Voici toujours cent francs pour parer
au plus pressé, dit-elle, remmène Paul ; nous
causerons de lui un peu plus tard. — J'enverrai
demain demander des nouvelles de ton mari. »

Juliette s'était levée ; elle remerciait et elle
sanglottait à la fois ; elle avait pris la main de
sa tante, elle voulait la porter à ses lèvres, elle
disait : Merci, Madame !

« — Ah ! décidément, tu es folle ! » dit la
tante en se dégageant ; et, vivement, elle précéda Juliette dans le corridor, ouvrit elle-même
la porte de la rue, qu'elle se hâta de la refermer dès que sa nièce et Paul furent dehors.

Ernest, sous le coup de l'accablement qui avait suivi la crise, reposait quand Juliette entra dans la chambre. Doucement, en marchant sur la pointe des pieds, elle s'avança vers le lit, les vêtements saupoudrés de gouttelettes scintillantes, et émanant encore le souffle frais du dehors.

Assis auprès du malade, M. Weill restait silencieux, effacé au milieu des ombres qui se dessinaient vaguement aux lueurs blêmes de la veilleuse.

Juliette se pencha vers le lit, et, avec précaution, presque en retenant son haleine, baisa doucement les cheveux d'Ernest.

Tout était déjà préparé pour la nuit; les enfants dormaient; M. Weill était décidé à rester au chevet du malade jusqu'au matin. Sa femme et Juliette s'installèrent du mieux qu'elles purent dans le cabinet de toilette.

Le lendemain matin, dès sept heures, le docteur sonnait à la porte de la maison. Une brillante matinée de juin, un soleil chaud avaient succédé au temps pluvieux et froid de la veille. Ernest avait passé une nuit assez calme, mais était encore très-accablé. Le docteur ne parut cependant pas mécontent : rien d'anormal ne s'était manifesté dans l'état du malade.

A l'issue de la visite, le docteur descendit avec Juliettte et se promena un instant avec elle dans le jardin. Il avait à lui parler sérieusement, mais il voulait éviter de l'alarmer.

Plein de sympathie pour cette famille dont il appréciait la situation difficile et délicate, il adressait quelques questions à Juliette, d'un air dégagé, en prenant plutôt les allures d'un ami familier et curieux que celles d'un médecin.

« — Ernest n'était-il pas absorbé par de trop grands travaux intellectuels ?... N'avait-il pas dans l'avenir une espérance quelconque qui lui permît un jour de changer de résidence et peut-être aussi d'occupation ?... Un travail qui fatiguerait le corps, serait moins nuisible pour lui en ce moment, qu'un travail nécessitant une continuelle tension de l'esprit.

Le docteur était très-embarrassé. Parfois sous un toit misérable, au chevet d'un malade qu'entouraient des enfants déguenillés et une femme hâve et flétrie, il s'était pris à rire de lui-même à la pensée qu'il eût pu ordonner du gibier et du vieux vin de Bordeaux. Ici il n'osait pas dire non plus : enlevez cet homme du milieu funeste où il se trouve ; — donnez-lui une vie exempte de soucis matériels ; — éloignez-le de la lutte pour laquelle il n'est point fait, si vous ne voulez le voir mourir.

Malheureusement, toutes les réponses de Juliette tendaient à convaincre le docteur qu'aucune éventualité ne pouvait arracher Ernest à sa vie tourmentée, et qu'il était plus que jamais enchaîné à son enfer.

Le docteur s'éloigna tristement, en se disant

que dans de semblables conditions, cet homme
était un homme perdu.

Juliette, en remontant, rencontra M. Weill
sur l'escalier. Vivement, en deux mots, elle le
mit au courant des menaces qu'on était venu
leur faire, la veille, de la part de l'huissier. Il y
avait à craindre qu'on ne se présentât dans la
matinée même pour placarder les affiches sur
la porte de la maison. M. Weill répondit qu'il
allait, sur-le-champ, courir chez l'huissier ; et,
en effet, il s'éloigna précipitamment. Le mieux,
pensait-il, serait de payer les trois cents francs !
mais il ne les possédait pas ; à défaut d'argent
il allait donner sa garantie d'honnête homme
et surtout d'homme solvable, propriétaire de sa
petite maison.

Quand Juliette entra dans la chambre, elle
eut le bonheur de voir Ernest tourner les yeux
de son côté, et spontanément lui tendre la
main. Depuis la veille, il n'avait encore semblé
reconnaître personne, et c'était le premier signe
certain qu'il donnât de son retour à une per-
ception nette des gens et des choses.

Juliette se précipita vers lui, l'étreignit dans
ses bras ; et, s'asseyant sur le lit, elle dit avec

volubilité, qu'ils étaient sauvés, que la veille elle avait été chez les Colmans, que la tante avait donné de l'argent ; elle les aiderait encore ; elle allait aujourd'hui même envoyer chercher des nouvelles du malade, Ernest n'avait plus maintenant à s'inquiéter de rien..........

Elle parlait sans avoir conscience de son exagération, tant elle était heureuse en cet instant de savoir Ernest sauvé. Elle voyait un rayon d'espérance sourire dans les yeux et colorer le visage de cet homme-enfant qui ne demandait qu'à se laisser vivre insouciant au milieu d'un bonheur tout fait.

La convalescence dura quelques jours ; ce fut une suite d'heures calmes pleines d'émotions douces et de langueurs parfois délicieuses, un long repos savouré à l'écart, pendant lequel, Ernest, oubliant les souffrances passées, se prêta de la meilleure foi du monde à l'illusion d'un bonheur qui ne pouvait longtemps durer.

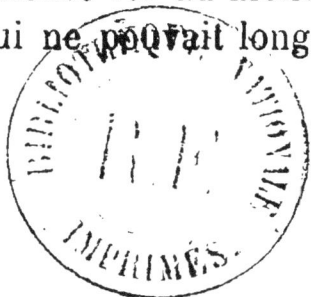

Un matin, réveillé par un rayon de soleil qui faisait tout resplendir dans la chambre, Ernest se leva et alla respirer l'air à la fenêtre du cabinet de toilette. Il était accoudé là depuis quelques instants quand il sentit près de lui un frôlement léger. C'était Juliette qui venait le rejoindre, Juliette fraîche et rajeunie dans son peignoir clair. Elle lui souriait. Ils se prirent par la taille, et, câlinement, elle appuya sa tête sur l'épaule de son mari.

Ils respiraient l'air pur; ils regardaient la prairie rafraîchie par la rosée, et leur jardin où l'ombre diminuait graduellement, où le soleil s'avançait peu à peu comme en s'attardant sur chaque fleur. L'un à l'autre, ils se communiquaient leurs rêves :

— Qu'ils seraient heureux d'habiter la campagne ! exempts de tout tracas, loin de leur faux luxe ! — Comme ces premières heures de la matinée devaient paraître belles au milieu des champs ! — Que n'avaient-ils à eux ne fût-ce qu'une maisonnette près du fossé d'un pâturage !

— « Viens, dit tout-à-coup Ernest qui ne résistait plus à l'envie de descendre au jardin. — Allons voir tes fleurs. Il me semble qu'il y a un siècle que je ne suis descendu. »

Ils se promenèrent enlacés le long des plates-bandes ; ils se baissaient pour arracher une mauvaise herbe ou pour admirer de plus près les teintes veloutées d'une fleur qui achevait de s'épanouir.

Pendant ce temps, la ville s'éveillait ; une rumeur confuse s'élevait de tous les quartiers ; c'étaient des roulements de charrettes , des bruits de pas et de voix grandissant peu à peu, avec la poussière, sous un ciel d'un bleu de plus en plus intense et un soleil de plus en chaud.

Eu ce moment, une voix arriva distinctement aux oreilles de Juliette ; c'était cel'e de la petite marchande de mouron, voix d'enfant mais déjà sourde et épuisée, annonçant sur un chant monotone la cueillette toute fraîche du matin :

« Du mouron pour les petits oiseaux!
« Du mouron pour les petits oiseaux! »

Ce cri morne de la misère arracha brusquement Juliette à l'enchantement de son rêve. Ce qu'avait d'heureux et de souriaut ce lever du jour, s'éclipsa tout-à-coup. Elle entendit ces bruits divers auxquels jusque-là, elle n'avait pas prêté l'oreille, long bourdonnement sourd qui se propageait de rue en rue, fait de l'activité de tous ceux qui luttent et qui, sous ce beau ciel, sous ce clair soleil, allaient, comme hier, comme chaque jour, reprendre leur travail et sacrifier leur corps. La douleur se réveilla en elle comme un point lancinant, et soudainement elle fut ramenée aux amertumes de sa vie ; elle se vit en face de difficultés nouvelles plus insurmontables que jamais, et n'ayant attendu pour se produire que le rétablissement d'Ernest ; puis

affolée, dans un bouleversement, avec une révolte de tout son être, elle se rappelait la terrible promesse faite à la tante dans un moment
de désespoir : l'abandon de son petit Paul !

Elle demanda à son mari s'il n'allait pas remonter se coucher.

Il repondit que le grand air lui faisait du
bien, qu'il se sentait assez fort pour rester debout jusqu'à la fin de la journée.

Juliette remonta seule, habilla les enfants, et
après le déjeûner, les conduisit chez M. Weill.
Elle leur recommanda de rester autant que possible dans le jardin de la voisine et de laisser
leur père aller et venir tranquillement dans le
leur. Ensuite elle retourna dans sa chambre,
la tête lourde, affaiblie et chancelante comme
si elle eût eu le vertige.

Étendue sur une chaise longue, elle écoutait
les bruits de la rue qui lui arrivaient par la
fenêtre laissée ouverte. Il semblait qu'en cet
instant elle eût plaisir à respirer l'air brûlant
qui lui venait de là, et l'atmosphère pleine de
poussière et d'émanations du ruisseau, de cris
d'enfants, mêlés au bruit agaçant d'un métier
dans le voisinage. Ce milieu était devenu le

sien; elle écoutait gémir d'autres misères et souffrir au grand jour d'autres douleurs à côté des siennes, douleurs cachées à tous et que personne ne pouvait plaindre !

Elle entendit une voix de femme crier un nom auquel répondit aussitôt la voix d'un enfant. Elle bondit furieuse, blessée par un nouveau déchirement : elle se dit que ces femmes d'ouvriers dont jadis elle plaignait le sort, avaient du moins sur elle l'avantage de garder leurs enfants, que pas une n'avait encore songé à vendre l'un des siens, et folle, incapable de supporter la pensée seule de se séparer de Paul, elle tournait dans la chambre, se heurtait aux meubles en criant : « Jamais ! jamais ! j'ai des bras, je travaillerai ! — Quelle fatalité s'acharnait à la poursuivre !.... N'avait-elle pas le droit de vivre entourée de tous les siens !...

Dans le jardin, Ernest disait au petit Paul :

« — Où est ta mère ? »

» — Elle est dans sa chambre, avait répondu l'enfant avec cette intuition secrète qu'il semblait avoir de toutes les actions de Juliette.

— « Veux-tu que j'aille la chercher? »

Sans attendre la réponse, il s'était élancé vers la maison, et quatre à quatre, montait l'escalier.

A peine avait-il ouvert la porte de la chambre que Juliette l'enlevait dans ses bras et le serrait à l'étouffer.

« — Non! mon Paul! non! tu ne me quitteras pas » lui dit-elle, d'un accent plein de passion.

— « Je ferai ce que tu voudras, maman!
répondit l'enfant avec un adorable sentiment de
délicatesse.

« — J'ai encore des dentelles! je les ven-
drai..... qu'est-ce donc que cent francs!...... le
vrai malheur ce serait la séparation!... mon
Paul! dis-moi bien que tu m'aimes! »

» — Oh! oui, je t'aime! » Et l'enfant entourait de ses bras le cou de sa mère; il embrassait
ses yeux, son front, ses cheveux.

Elle le remit à terre; et précipitamment,
quitta la chambre pour descendre au jardin rejoindre Ernest et les deux petits. Elle éprouvait
comme une envie folle de serrer d'un coup toute
sa couvée dans ses bras. Au moment où elle
atteignait la dernière marche de l'escalier, on
sonna à la porte. Le petit Paul courut ouvrir.

« — M. Mulliez! » s'écria Juliette. Elle serra
la main de leur ami; et, cédant à la détention
de tous ses nerfs, elle se mit à sangloter.

« — Chère Madame Ernest, dit le vieux garçon, consolez-vous, vous pouvez compter sur
mon amitié! »

Ernest, accouru du jardin au coup de sonnette, s'avança dans le corridor, et vit sa femme

en pleurs. Il comprit que la visite de **M. Mulliez** à une heure aussi matinale, devait avoir un but. Leur ami venait-il à leur secours?

M. Mulliez serra la main d'Ernest avec une effusion significative. Il y eut quelques instants d'attendrissement muet; enfin, le vieux garçon entraîna **M.** et **Mme Ernest** au jardin.

Il savait tout depuis la veille. Le contre-maître qu'il avait rencontré lui avait appris la maladie d'Ernest, et l'embarras terrible dans lequel se trouvait le ménage; aussi ne demanda-t-il aucune explication. Il se borna à questionner Ernest sur l'état de sa santé.

M. Mulliez avait trop de bon sens, trop de connaissance pratique de la vie, pour ne pas avoir soupçonné depuis longtemps la position difficile du ménage. Il n'avait pas offert ses services, d'abord parce que, non seulement on ne lui avait jamais rien demandé, mais parce qu'on avait même paru mettre comme un raffinement de délicatesse à lui cacher la vérité. Cependant le sort de ses amis le préoccupait, et le jour où l'ingénieur lui ferait des confidences sérieuses, il se réservait de lui proposer toute une combinaison, un moyen de recom-

mencer une vie nouvelle un peu sous ses conseils et sa direction, enfin de le soustraire à la
situation déplorable faite aux trois quarts des
ingénieurs civils que l'école centrale et quelques autres écoles spéciales de province, jettent
chaque année sur le pavé.

Il commença par demander la permission de
s'inviter pour la journée. Le temps était si beau
qu'on déjeunerait dans le jardin. Il envoya
Paul chercher son domestique à qui il donna
ses ordres. La table, ce jour là fut servie de
vins fins, de mets délicats que Juliette n'eut
pas la peine de préparer: les gens de M. Mulliez
travaillèrent toute la journée dans la cuisine.

Dans le courant de l'après midi, Ernest et
M. Mulliez firent ensemble quelques tours
de jardin. Appuyé sur le bras de son ami
le savant savourait le bonheur de vivre et souriait de nouveau à l'existence, déjà il ne con-
servait du passé que le souvenir d'un mauvais
rêve. Le beau temps, les vins fins, l'excellent
déjeuner avaient mis en gaîté toute la maison.
Les enfants gazouillaient sous la gloriette où la
cuisinière de M. Mulliez achevait d'enlever le
couvert. Juliette contemplait ce tableau. Un

coup de baguette de l'amitié avait transformé
en un paradis cette maison si sombre le matin
même.

« Mon cher Joly, disait le vieux garçon,
pardonnez-nous si j'aborde du premier coup la
question brûlante, dites moi exactement le
chiffre de vos dettes. »

Ernest mit rapidement son ami au courant de
sa situation. Il devait près de sept mille francs
répartis en un assez grand nombre de créanciers, chacun d'eux, par conséquent, ne figurait
que pour une somme assez minime dans le
chiffre total, mais l'annonce de la saisie les
avait fait affluer chez lui tous à la fois.

« Sept mille francs, répéta M. Mulliez, seulement, votre mobilier vendu à votre porte, même
au tiers de sa valeur, vous en donnerait au bas
mot quatre mille. Vous pourriez dans ma
combinaison, vendre les meubles qui vous
deviendraient inutiles, satisfaire ainsi les créanciers les plus criards, et prendre des arrangements avec les autres. Je donnerai ma garantie. »

En ce moment Juliette traversait le jardin ;
M. Mulliez l'appela d'un signe, et, familièrement

lui prit le bras qu'il passa sous le sien; il marchait heureux entre elle et Ernest, comme s'il eût éprouvé en cet instant des joies inconnues et quasi paternelles.

« Ce beau soleil, lui disait-il, la vue de cette fraîche verdure, ne vous ont-ils jamais inspiré le désir d'habiter la campagne? »

|Ernest et Juliette se regardèrent, ils songeaient à leur rêve du matin.

« Quand je dis la campagne, j'entends la vraie campagne, dans ce qu'elle a de dur et de réel. En un mot, éprouveriez-vous de la répugnance à vous trouver un jour de simples fermiers? »

Etait-ce véritablement une proposition que leur faisait leur ami? en tous cas, Ernest aussi bien que Juliette semblaient répondre par l'expression radieuse de leur visage, qu'ils accepteraient tout ce qui les tirerait de leur enfer.

Alors M. Mulliez développa son plan.

Il y avait, à une petite distance d'Arcq-sur Deûle, une ferme qu'on louerait à très-long bail avec condition d'achat. Le propriétaire était un de ses amis, sans enfants et fort peu soucieux de laisser sa fortune à des collatéraux. Le bail

avait été fixé entre lui et M. Mulliez à 3.000 fr.
par an; Ernest pourrait aisément s'en faire
10.000, et vivre largement des produits de
l'étable et de la basse cour. M. Mulliez répon-
drait du bail, pendant trois ans. Ernest vendrait
une partie de ses meubles, au moins tous ceux
qui seraient inutiles dans la nouvelle installation. On pourrait satisfaire ainsi un certain
nombre de créanciers, et, en payant un intérêt,
prendre des arrangements avec les autres « si
vous n'aviez pas eu d'enfants, mon cher Joly,
ajouta M. Mulliez, j'eusse été le premier à vous
conseiller de continuer la lutte ; mais je crois
que votre devoir de père de famille est de sacrifier un avenir aléatoire à une position sûre qui
n'amoindrit en rien votre valeur et ne vous fera
déchoir qu'aux yeux de quelques imbéciles.
J'aurais pu vous ouvrir ma bourse, mais elle
n'est pas inépuisable, et vous vous seriez trouvé
d'ici quelques mois dans la même situation
qu'aujourd'hui, avec peut-être un ami de moins
ou un ami incapable de vous être encore utile,
ce qui reviendrait au même.

Sur la route de Lille, à trois kilomètres d'Arcq-sur-Deûle, vous trouverez la ferme occupée par les époux Joly. Extérieurement, elle ressemble à toutes les fermes des environs; c'est le même grand portail, ouvrant sur une cour carrée entourée de bâtiments.

Dans les trois pièces en enfilade qui font suite à la salle commune et sont entièrement réservées au fermier, vous reverrez quelques épaves du mobilier de la rue Sébastopol. Là se trahissent certains goûts de confort et d'élégance que les maîtres du logis gardent cachés

en cet endroit comme un souvenir des évène-
ments passés.

M. Mulliez vient chaque jour à la ferme. Il en
peut revendiquer comme son œuvre la bonne
direction et la prospérité. Dans quelques années
d'ici, les Joly compteront au nombre des plus
grands cultivateurs de l'arrondissement.

L'expulsion des congrégations religieuses a
indigné les Colmans. Ils s'arrangeront de manière à ce que toute leur fortune passe quand
même aux mains des jésuites.

Comme la plupart des ultra cléricaux, ils vi-
vent dans l'espérance de l'effondrement prochain
que ne peut manquer d'amener, selon eux,
l'esprit d'irréligion dans les classes inférieures.
La classe bourgeoise, séduite en ce moment par
les théories égalitaires et avec elle les gens
sensés de tous les partis, reviendront en foule
aux anciennes doctrines et l'on reverra plus
puissant que jamais l'empire du jésuitisme.

FIN

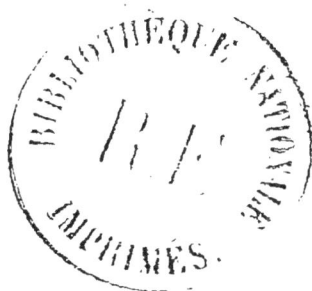

LILLE, IMPRIMERIE VITEZ-GÉBARD, RUE NATIONALE, 140.

www.ingramcontent.com/pod-product-compliance
Lightning Source LLC
Chambersburg PA
CBHW071450200326
41519CB00019B/5688